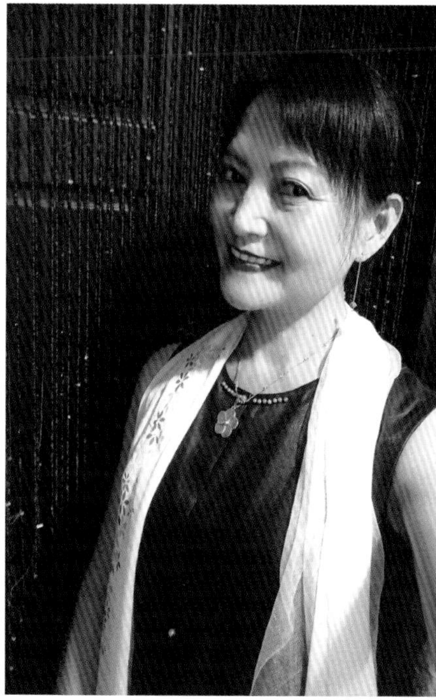

吞了30000顆仙丹的女人～

一個紅斑性狼瘡患者的生命故事

林惠美 著

「在・我・歌」：我們在天地間歌唱

為歌唱家 林惠美女士的自傳書寫作序 林安梧

《吞了三萬顆仙丹的女人：一個紅斑性狼瘡患者的生命故事》林聆的自傳書寫，可有傳奇否！說有本無，說無又真的有。其實，再大的傳奇，也不傳奇，因為在天地間本無傳奇；但人間不能沒有傳奇，人間要是沒有了傳奇，就成不了人間。沒有傳奇的人間，那也成就不了這天地的自然。

說一偈曰：「天地本自然，自然無傳奇；偶幸有人間，人間有傳奇；傳奇本漣漪，漣漪在天地」。

我喜歡林聆這樣的傳奇，我為這樣的漣漪而歡喜，為這樣的天地而歌唱，歡欣鼓舞的歌唱，在田野中戴笠荷鋤的歌唱著，在歌唱中思索著存在的問題。

年輕時，讀到笛卡兒（R. Descartes）說「我思故我在」（Cogito ego sum），這

話常常被引用，但我總覺得不適切。我也說不出個所以然，總覺得梗梗的！考慮了一下，或者應該是「我在故我思」吧！

不！應該是「在，故我思」！

不！可能是「在、我、思，故」。

哇！這可有意思得很！

來自農村，我們家可以算上是傳統的耕讀人家，但不是晴耕雨讀，而是日夜耕作，倦極而歇。

不過，耕作中卻仍有著閱讀，除了上學校以外，我們最常閱讀的就是耕作。耕作、耕作，有耕有作，在天地間、在曠野裡、在宇宙中！或者我們只是恆河沙數恆河的恆河沙，但我們要歌唱。

唱出我們的心聲，唱出天地的情懷；唱出古往來今，唱出生死幽明，唱出鳶飛魚躍，唱出綠樹青山。

說真的，我們六個兄弟姊妹，最善其唱者，一人而已，那就是我的二妹惠美。

惠美後來也叫林聆，說是她的藝名，這可是在森林中的聆聽。正因在森林中聆聽，才有著天籟般的歌唱。

林聆的好嗓子，不知如何來的，可能與遺傳有些關係，這遺傳基因中好像寫進了戲曲、歌唱、文學、思想、農作……等等。

當然，更奧秘的是來自天地，用佛教的話來說，是一大事因緣，自無始以來，有一種說不出的力量在推移著，但不是命定，而是氣運。

是的！氣運造化，天何言哉！四時行焉！百物生焉！

這裡有著生生不息的喜悅在。天地自然、人倫孝悌、文化教養，就在耕作中，就在歌唱裡，在田園中的歌唱，在天地間的歌唱。

「我思故我在」，經由我的思想之反照，天下萬有盡可疑，只有這疑之活動為不可疑。就此不可疑，而去確立自己的主體，來證成自己，並以為這樣可以確立這世界，甚至控馭這世界。

人以為這樣可以座標自己，也可以座標這世界萬有，人們居然也敢喊出人定勝天，殊為可笑，思之，實為可憫也。

思維主體的對象化活動，是確立整個現代性的基礎。我的思維主體就在這外化與他化的過程裡，讓自己成為一個確立的主體，去展開對這世界的統馭控制活動，人就在這過程裡利用益生。要說的是，是益生，不是厚生。「厚生」前，應該是正德，「正德、利用、厚生、惟和」，出自《尚書》，這是中國文明的古訓。厚生是豐厚其生，生生不息。而益生者，過益其生，老子說的好，「益生曰祥」，這祥不是吉祥，而是災祥，說的是：過益其生，帶來災祥，災祥者，災禍也。

我們一說就會將「正德」擺在最前面，「正德」這「德」字說的是「本性」，正德簡單來說，就是苗子要正，苗子正了，春天好好耕耘，夏天好好生長，秋天就會有好的收穫，這便是「利用」。「利」這字「从禾从刀」，說的正是秋天的收割。有了秋收，更有著冬藏，冬藏富厚，真可以養其生生之德也，這便是「厚生」。

現在將「正德」忘了，取代以利害攻伐，取代以機心巧智，為的是人類之私，這樣的「私智」。由這「私智」進而也談「利用」，這利用便成了機巧偏私、貪取佔有的利用。你說這樣的「私智、利用、益生、鬥爭」，這世界會怎樣，不想可知。人類文明面臨的困境如何可知！

或許，把問題說的好遠、好大、好高、好玄，不是的，它就在你的生活周遭裡，它無所不在的可以印證我們的覺知、我們的經驗，我們的思考。真的，哲學是無所不在的，你說有誰可以哪天不問「是不是」、「有沒有」、「在不在」、「該不該」、「好不好」，沒有！人人當問之，人人不能離此些問題，這些問題溯其源，就是哲學。從哲學的智慧亮光裡，讓我們知悉就連小草的生息都隱含著上蒼的恩慈，有著天地的呼吸。看似卑微其實真乃偉大也。

在天地間，沒有偉大事，所有偉大盡是卑微；同樣的，沒有卑微事，所有卑微盡是偉大。佛家說：眾生平等，道家云：道法自然，儒家說：一體之仁，本來如此，法爾如是。

不只是「我思故我在」，就理路來說，在此之先，或者應是「我在，故我思」。「我思，故我在」，經由「我思」確立了「我」，這所確立的是思維之我，經由思維之我的確立來確立我，確立存在之我。「我在，故我思」，「我在」是優先的，我不在，我豈能思。由「我」確立了「我的在」，經由我的在，開啟了我思。但這仍不究竟！

因為，在理序上來說，我確立了我的在；之前，應該本有個「在」，山河大地、恆河沙數、須彌山王、阿僧祇劫，咸為此「在」也。有「在」，而吾人參贊其中，斯為「在在」，我之在在，是為思也。這便成了個「在，故我思」，究源來說，「在、我、思」通達無礙，我們可以說他們彼此是「境識俱泯，能所俱遣，和合為一」的。

林聆的歌唱，不是她想歌唱才歌唱的，不是她歌唱她才存在的，而是她的存在，有喜怒哀樂，有生病疾苦、有人間溫暖，有天地大愛，這樣的存在，就令她不由自主的歌唱起來。在遊戲場中歌唱，在耕作坊裡歌唱，在田園山水歌唱，在教室課堂歌唱，……無所不在。就連病裡、扶著身子，禮佛拜山去也，也在歌唱。

思想本來就不是人的主體，也不是人去作為思維的主體，探究其源，縱浪大化中，不喜亦不懼。本來就「無我相、人相、眾生相、壽者相」，本來就「是諸法空相，不生不滅，不垢不淨，不增不減」；或者，就在真空中應生了萬有，在寂然不動中，感而遂通，範圍天地之化而不過，曲成萬物而不遺。林聆，在林中聆聽，這聆聽萬籟，寂中有感、感中仍寂，即寂即感，寂感不二，「在、故我唱」、「我在，故我唱」、「我唱，故我在」，……，就此眾竅天籟，思乃「天和」也。

林聆的自傳書寫，書寫的生命樂章，有著寒往暑來，有著生老疾苦，有著喜悅哀愁，這樂章有起、有承、有轉、有合，這「起承轉合」分分明明，卻又自自然然，感之體之，意味十足，意韻悠長。就如同《論語》〈八佾〉篇裡記載著，子語魯大師樂，曰：「樂其可知也：始作，翕如也；從之，純如也，皦如也，繹如也，以成。」孔子向魯國的樂官（太師）談論樂章之理。孔子說：「樂章應可以這樣理解，演奏伊始，樂音將發未發，翕合綿綿。逐漸縱放，樂音悠揚，純粹分明，清濁高下，亮麗瀅潔，絡繹連延，相續不已，終底成章。」

林聆的自傳書寫，是病痛的療癒書寫，第一篇的「死神敲門」，以為叩問，這叩問叩出了「吞了30000顆仙丹的女人：一個紅斑性狼瘡患者的生命故事」，慢慢引進了悠悠歲月，第二篇「昔年舊事」，像是戲曲的楔子，戲幕正要開啟，還未開啟。像是樂章，但還沒演奏，看似默然無聲，其實已經隱含著聲天動地。此蓋「始作，翕如也」。也可以用《易經》所說的「寂然不動」，用佛教唯識學的「境識俱泯」去理解，此蓋「存有之根源」也。第三篇的「柳暗花明」，這可以理解成：樂章逐漸縱放，樂音悠揚，純粹分明，清濁高下，亮麗瀅潔，這是「從之，純如也，皦如也」，這也如易經所說「感而遂通」，通之、展之、化之。用孔夫子的人生歷程說法，這是「十有五而志於學，三十而立、四十而不惑」，是從「興於詩」到「立於禮」。第四篇的「回首感恩展望未來」是「起承轉合」的「合」，是從五十而知天命，朝向六十而耳順，進一步會到七十、八十，這也是生命的晚年，「亮麗瀅潔，絡繹連延，相續不已，終底成章」是由「皦如也、繹如也，以成」。這經由了「大禮者與天地同節也」；終而能夠「大樂者與天地同和也」。有了年少的志氣，到了中年功力，晚年就可要求的是境界，是啊！從「興於詩、立於禮」，又邁向了「成於樂」。

生命像是一曲樂章，像是一首歌唱，就這樣起承轉合，就這樣春夏秋冬，就這樣生生不息的往前邁進著，孔老夫子對樂章的理論，就是他自家生命的體會，這是聖哲之智慧，卻也是平常的道理。天地運化，聖哲開示，百姓日用，知之不知，不知知之，儘可以「渺滄海之一粟」，卻不必「悲吾生之須臾」，且喜那「山間之明月」，且悅納「江上之清風」，取之無禁，用之不竭。不必重新洗盞更酌，不必擔心餚核既盡，也不會杯盤狼籍，縱若杯盤狼藉，又何妨耶？就只歌唱，在天地間歌唱、在曠野中歌唱、在田園中歌唱，在生命的悲苦中歌唱、在生命的喜悅中歌唱，為生死幽明歌唱，為古往來今歌唱。

天地人我，參贊為一，境識俱泯、能所不二，在、在在、在在而歌，歌而歌之，歌歌而在。風濟，而萬籟俱寂，風起，而眾竅歌唱，唱出綠樹青山，唱出鳶飛魚躍。且在林中，駐足聆聽，聆聽這曲傳奇。這傳奇在西湖，這西湖雖不在杭州，卻似在杭州，她在台中大里的西湖，在台灣苗栗的西湖。心中有著湖泊，湖泊有漣漪，漣漪有歌唱，那就是西湖。

林聆的自傳書寫，寫了很多的平常事，這平常可真是傳奇。你說，她要我寫個序，作個楔子來熱場一下，好端端一篇序，應該很文學。我這當哥哥的，卻自彈自唱起來，作為哲學的自耕農，開篇寫來卻寫的很哲學。好裡家在，哲學本來自於心靈的聆聽與歌唱。我們且在林中聆聽，聆聽林聆的歌唱。是為序。（時在民國第一辛丑光復節二〇二一年十月二十五日於台北、福德街元亨居）

（作者：林安梧博士，歷經擔任：台灣清華大學通識教育中心主任、臺灣師範大學國文系教授，慈濟大學宗教與人文研究所所長、人文社會學院院長、元亨書院創院院長，鵝湖月刊主編、社長、《思與言》人文社會學刊總編輯、中華本土社會科學會會士）

行過修羅場的肉身普薩

楊淑娟

第一次見到惠美是在台大文學院一九教室永義師的戲曲課堂上。那是一門跨校選修的課，除了台大中文系、戲劇系的本校生外，尚有臺師大、高師大、東吳、輔仁、文化、北藝大、台藝大、北教大、市教大的研究生，及任職屏東、花東大專院校的戲曲教授每週搭飛機或高鐵前來聽課，甚至來自大陸、港澳、歐美的研究生和交換學者都匯聚一堂。課堂滿滿的人，晚到者還要自行到其他教室搬桌椅呢！大部分的同學都是來來去去浮光掠影，或是自報家門的點頭之交，而惠美卻是不同。下課時只見笑語盈盈的她主動與大家攀談，留職停薪就讀北教大音樂研究所的她，格外珍惜這份重返校園的機緣。因為我們是同屆的師專生，她中師，我嘉師，在小學服務的她和我有許多共同的朋友，她的熱情、真率吸引著慢熱的我，不知不覺中兩人就走近了。

熟識後她曾提起因為生病、治病、請長假醫病的過程，病情的險釁兇惡，幾乎讓她心力交瘁，幾度從鬼門關回來。可是面對眼前這個臉色紅潤、活潑健談、身型高挑的美人兒，我很難和痼疾重症聯想在一起。直到惠美完成學位論文，重回教職，不再出現課堂上，有一天我心血來潮打電話和她聯絡，卻是他的兒子接的，焦慮地告訴我：「媽媽在急診中，無法接電話。」我才驚覺潛伏在她身體的病獸是如此的凶猛。

每次戰勝病魔後，惠美總又馬不停蹄、神采奕奕地投入她喜愛的演出中：藝術歌曲、客家民謠、客語演講，在各項比賽中屢獲佳績，更於二〇一二年舉辦「惠我美聲」的獨唱會，並參與台中體大舞蹈系《灶》的歌舞劇公演，擔任劇中靈魂人物客家阿嬷一腳色；在靜宸合唱團中擔任女高音獨唱，至德國參加藝術節的演出。而多才多藝的她總不吝以美妙的歌聲和積極樂觀的態度鼓舞著病友們，參與病友會的分享活動。

惠美想把發病、抗病、治病的心路歷程與病友分享，陪伴病友度過漫長無助的求醫過程，少走冤枉路，早日獲得正確有效的治療。那些一路相扶持的親友、家人和仁心仁術的醫護人員，都是惠美念茲在茲，感謝不已的對象。才思敏捷、文筆流暢的惠美很快就完成她的大作，我也幸運地成為初稿的閱讀者。

從二十六歲花樣年華發病至今，終身與疾病為友，那些身歷其中血淚斑斑的抗病史，讀來真令人心疼，幸好良善的她身旁有愛護她的父母、婆婆、兄弟姊妹的支持，及不離不棄、摯愛著她的先生和一雙聰慧貼心的兒子守護著，讓她能安然度過一切苦難。

惠美在病痛的修羅場中化作肉身菩薩，勇敢無私地揭開那些曾經的傷痛、磨難，以金剛不壞之身，將鼓舞許許多多紅斑性狼瘡的病友，及在無止境的病痛煎熬中的靈魂。儘管人類科學如此發達，依然無法逃脫與生俱來的疾病，但我們可以決定自己的態度，掌握自己的人生，活出屬於自己的光彩來，就像惠美化作彩蝶翩翩，飛舞出動人的樂章。

楊淑娟二〇二一年二月五日寫於台南白河

本文作者為中原大學兼任助理教授

我的啓蒙老師

劉世慶

今年政治大學成立仲尼獎，用以表揚認真教學的老師，獲得此獎項的一位知名管理學界教授，在頒獎典禮進行演講時，細數他從小學、中學、大學過程中，每一位啟蒙他的老師，也許是因為老師的一句話、一種教學態度、一個對於學生的關心，引領他達成今日的成就。這也讓當天在場的觀禮者，一一回想那些對自身有所啟發的老師們。當我在思考哪些老師，對於我的人生有重要影響，在我腦海中第一位出現的影像是小學一、二年級的林惠美老師。很多人可能覺得不可思議，因為小學一年級還不到十歲，那時一切懵懵懂懂的，認識的國字也都屈指可數，但在那個懵懂的歲月中，我很幸運地遇到一位好老師，她對於學生的關懷與付出，讓我在多年後還是有著極為深刻的記憶。

從小，我就不是個聽話的學生，時常讓每個階段的老師傷腦筋，電影中常出現小男生跟小女生吵架的情節，其實也是我的寫照。小時候的教室是兩個人共用一張長形木頭書桌，要是旁邊坐的是一位女生，便會基於男女授受不親的氛圍下，在桌面上畫下一條線，宣示井水不犯洪水，宣示我有我的地盤，且不容異性侵入，那時候很調皮的我，便不斷地試圖擴張地盤，並常把畫好的線再擦掉，然後再畫一條讓自己擁有更大桌面的線。有一次，有個女同學被我惹火後便報告老師，依照那個年紀的正常SOP（標準作業流程）運作，我極有可能被老師教訓一頓，然後帶著兩行淚回到座位上，但是惠美老師並沒有這麼對待我，她用溫和的「大人方式」跟我溝通與說理，要我想像一下如果我是那位女同學會有甚麼感受，然後摸摸我的頭說道：「要友愛同學喔！」，我回到座位後便慚愧地對鄰座女同學道歉，然後那位女同學跟我說老師說要原諒同學，所以我原諒你喔！惠美老師總是這樣充滿耐心與愛心地對待班上每一位同學。在我印象中，老師幾乎沒有對同學生過氣，這也讓我們很珍惜上學的時光。

美好的時光總是過得快，一轉眼就要升上三年級，也就是要換新的老師帶我們，我記得那時班上很多同學都不捨地離開二年級的教室，大家還一起約定要從三年級的教室回去找老師。但升上三年級後，我們卻找不到老師，並聽到學校其他老師提到惠美老師離開學校養病去了，病的名稱是「紅斑性狼瘡」，這種病在當時幾乎是很難醫治的，換另一種方式陳述，惠美老師從罹病後，便時時刻刻都與疾病搏鬥著。

上了國中後，常跟幾位小學同學一同去探望老師，老師看到我們總是用她一貫溫和的方式，關心我們的學業還有家人。然而，每每探望老師一次，我們也不敢把握是否還有下一次機會。之後，我上了大學、讀了研究所、自己也開始有老師的身份，這三十多年來，惠美老師不斷地跟疾病纏鬥，不斷地往返醫院與家中，無論在心裡或生理上的煎熬，絕非我們所能夠想像的！但她不僅沒有被疾病打倒，並讓自己的生命創造出更大的可能，她熱愛藝術並且不斷地充實自己，她也舉辦過個人聲樂演唱會，還到研究所進修，她關懷身邊的家人與朋友，我每每想到她的故事，都會自省自己是否有珍惜生命、是否有努力充實自己、是否珍惜身邊的家人與朋友。

她提及想把這幾年對抗疾病的經驗，分享給那些跟正在與疾病抗戰的朋友們，希望自身的故事能帶給他們更多希望。我深感榮幸受惠美老師的邀請為此書寫序，我相信正如同她擔任老師傳達給我們的耐心與愛心，這本書也將會傳達熱情與希望，給那些跟疾病且永不放棄的勇士們。

劉世慶二〇一六年十一月五日

作者為政治大學商學院信義書院研究主任

自序 吞了三萬顆仙丹的女人

轉眼，人生走過五十，即將邁入耳順之年，回顧這大半輩子竟有超過三十四年是每天與藥為伍！罹病至今，這一萬二千多個日子以來，所服用類固醇的劑量，數一數真有三萬顆以上了。因此，書名取為《吞了30000顆仙丹的女人》。

類固醇又名美國仙丹，最大的作用是抑制發炎，避免身體受到更大的傷害。迄今，仍然很少有其他藥物能取代它的治療效果，並可在短時間之內改善病情。但長期使用則會出現副作用～水牛肩、月亮臉、骨質疏鬆、皮膚變薄、胃潰瘍等等。

那年，我二十六歲，在台大醫院檢查出自體免疫系統嚴重失調，確定罹患全身性紅斑狼瘡，從此與美國仙丹結下了不解之緣。當時，每天至少得服用十二顆類固醇，才能控制病情。更嚴重時，還需要一次施打一千毫克的針劑，相當於是二百顆類固醇。一開始，我也是排斥用藥，但為了深愛我的先生，為了甫出生半年的兒子，為了不讓父母白髮送黑髮，還是得忍耐，勇敢地吞服了仙丹。

三十四年來，歷經無數次的急診、門診、住院，還能苟活至今，真的是謝天謝地、感激蒼天后土的賜福。感謝仁心仁術的蔡副院長肇基先生，多少次將我從死亡邊緣給搶救回來，除此，更要感謝外子不離不棄、無微不至的照顧。還有，親愛的父母、婆婆、手足、孩子給予我的愛與寬容，及眾多親朋好友們的支持鼓勵。於是，下定決心要將這份感激，透過書寫化為文字，與大家分享我真實的生命體驗。

清楚記得是二〇一六年一月六日晚上，提筆寫下大綱，並期許自己能在年底完稿出版。但由於初次從事大量文字創作，有別於寫作碩士論文，在用字遣詞一再推敲之外，對於書寫的內容，更是一遍又一遍的反芻。因此，寫作速度遠不如預期，加上寫作期間雜事紛沓、病痛不斷，始終無法一鼓作氣完成，甚至於多少次想就此罷手，放棄出書了。幸好外子一再提醒，陪著我到中興大學圖書館振筆疾書，終於在二〇一八年暑假完成初稿。

爾後接二連三的演出及教學活動影響，又懈怠延宕下來，遲遲未能完稿付梓成書。直到今年五月疫情升溫，宅家防疫期間，終能好好收心，重新整理文稿，方有眉目。

這本書記錄了我發病、抗病、治病的心路歷程，同時也回顧了自己將近一甲子有淚、有笑、有憂、有喜的歲月。其中有些故事，或許是過去不夠完整的記憶和影像，點點滴滴拼湊而成。但終究希望自己透過書寫，能釋放過去的負面情緒，停下抱怨，能平心接納所有病痛、挫折，並與疾病和平共處，回歸到自己生命的原點，此生不留遺憾！假如我的經驗可以多少幫助某些有緣人，哪怕只是隻字片語，也將衷心感謝！人生不如意事十之八九，期望我們都能善處逆境，努力活出自己。

最後，要感謝家兄安梧教授、好友淑娟老師及信義書院世慶主任寫推薦文，及家姊惠珠辛苦校稿，更要感謝書畫家雅琴老師的封面設計和子晴小姐的專業編輯，及元亨書院給予出版。當然，摯愛的手足們和琳兒在附錄中為我個人的文字素描，更為此書增添了不少光采，在此一併致謝，深深一鞠躬！

林　聆　寫於二〇二一年十月三十日

吞了三萬顆仙丹的女人　目錄

第三篇 柳暗花明

第四篇 回首感恩展望未來

附錄

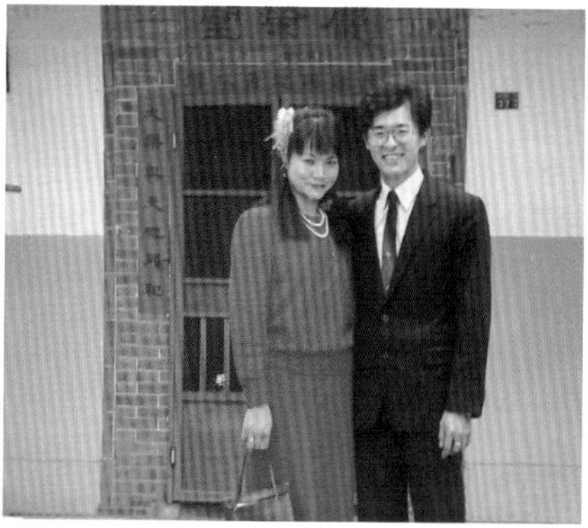

訂婚（民 75年 3月）

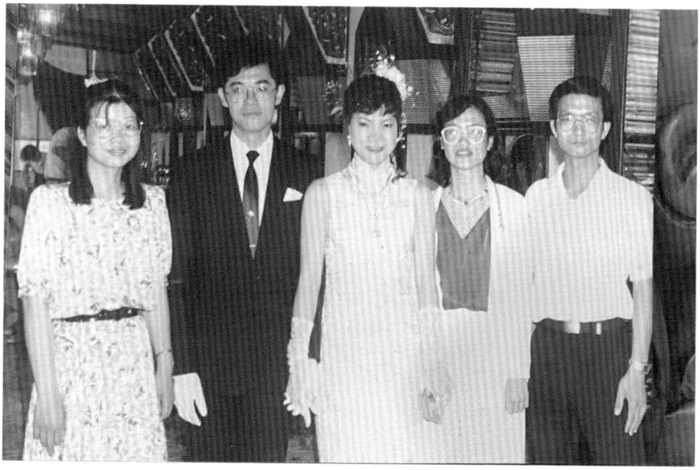

結婚歸寧喜宴（民 75年 5月）

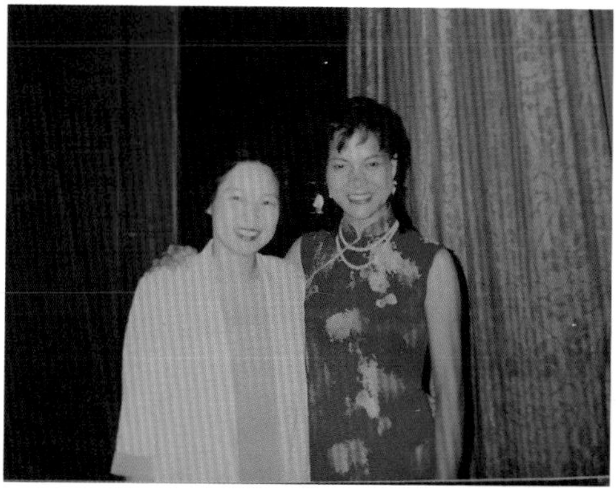

與台中市立國樂團合作演出《琵琶行》
會後與蔡秀道老師合影留念（民 76年 5月）

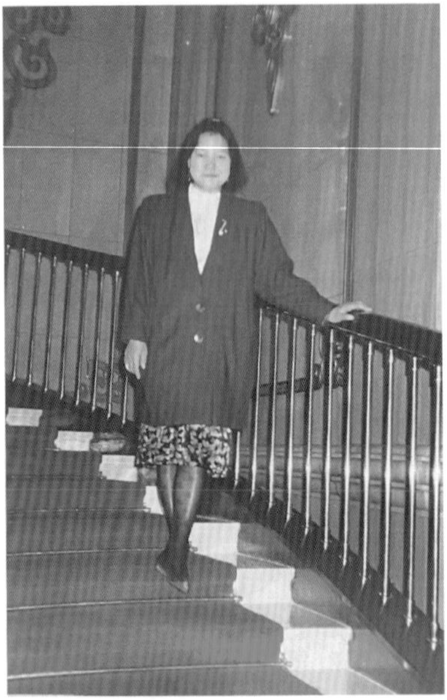

服用大劑量類固醇 成了月亮臉
於國家戲劇院（民 77年 3月）

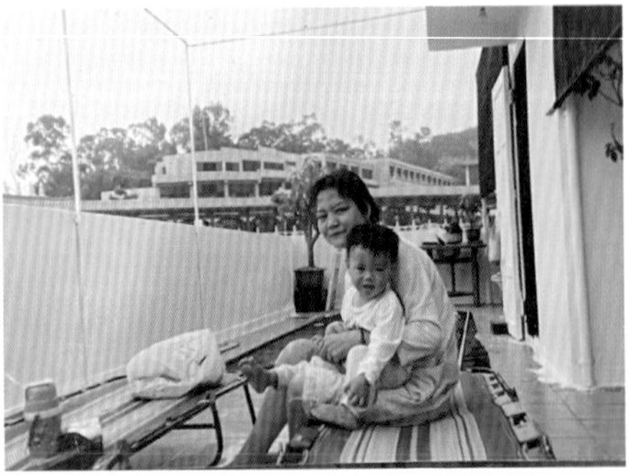

與長子瑋兒於省議會後山（民 77年 10月）

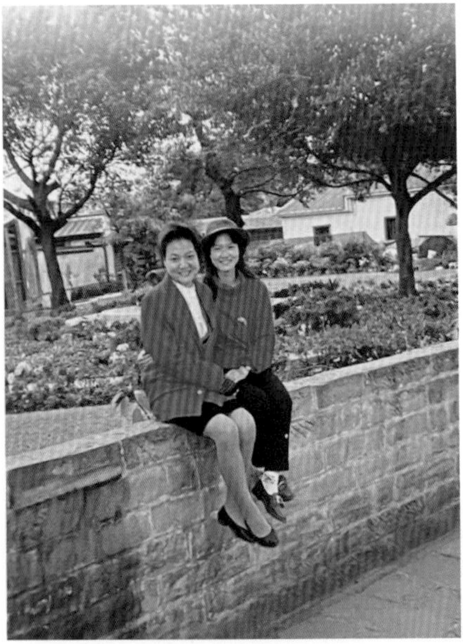

與小妹楚欣於板橋林家花園
（民 77年 12月）

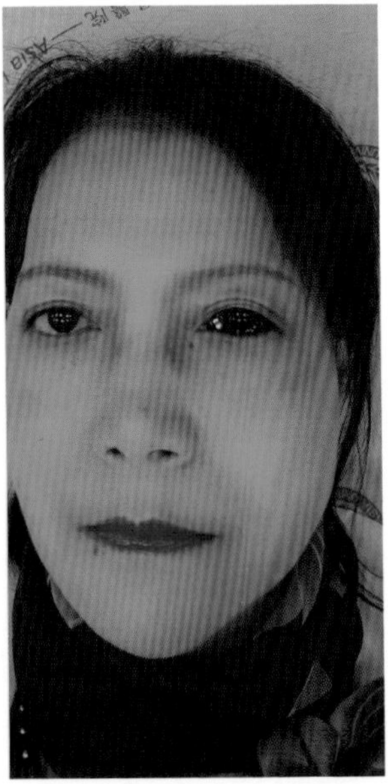

服用抗凝血劑加上誤食通血路中藥草，
造成眼部血管破裂（民 106年 10月）

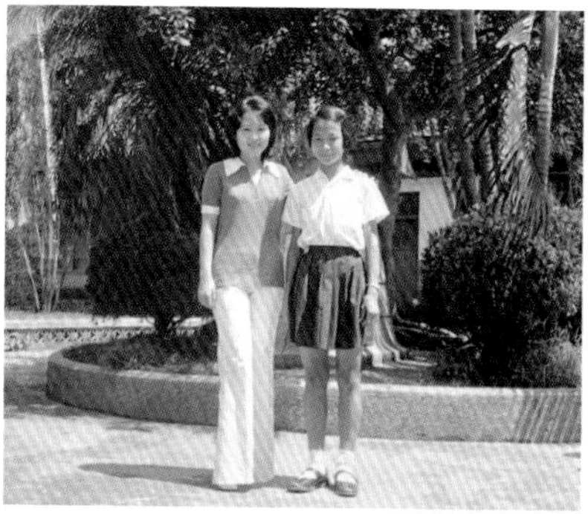

小學畢業（民 63年 6月）

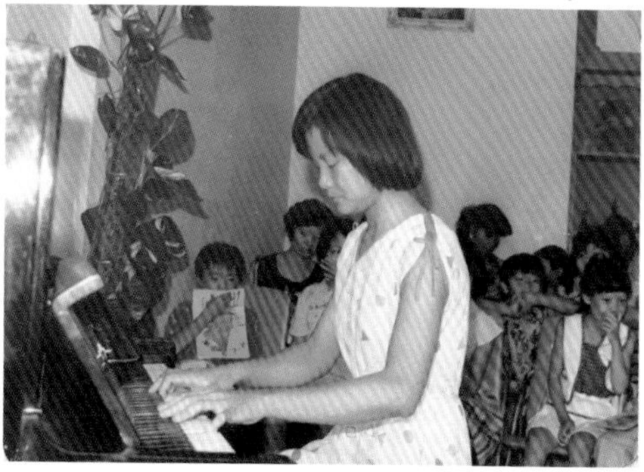

師專時代（民 69年 5月）

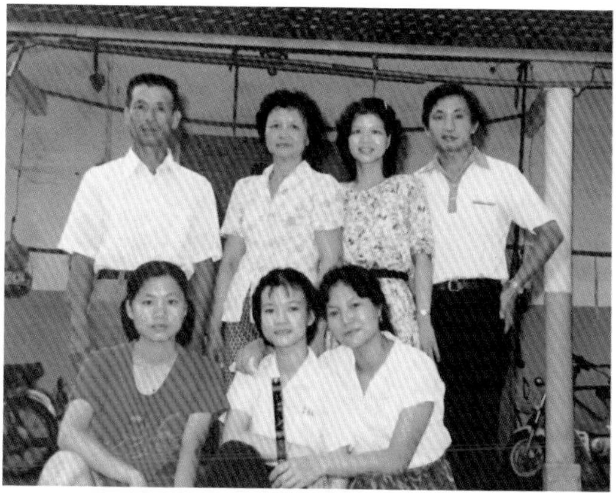

和爸爸媽媽姊妹合影（民 73年 5月）

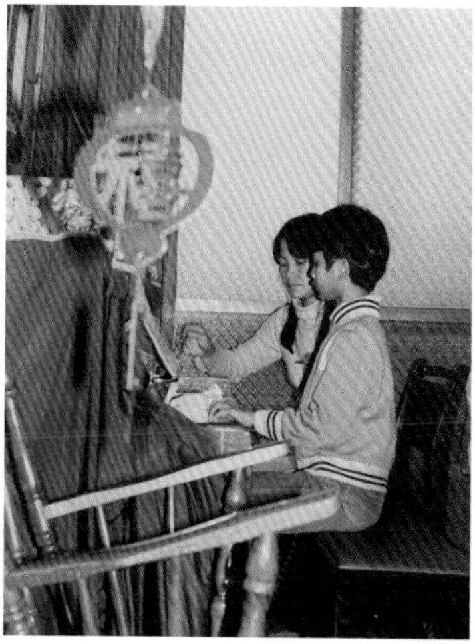

教學生涯開始（民 71年 7月）

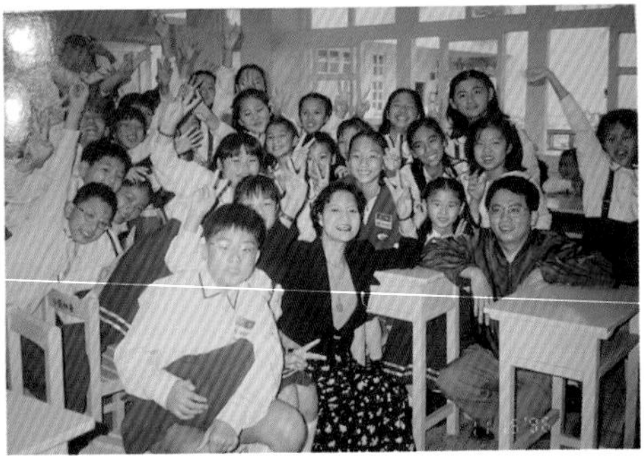

與信義國小合唱團比賽後留影（民 85年 11月）

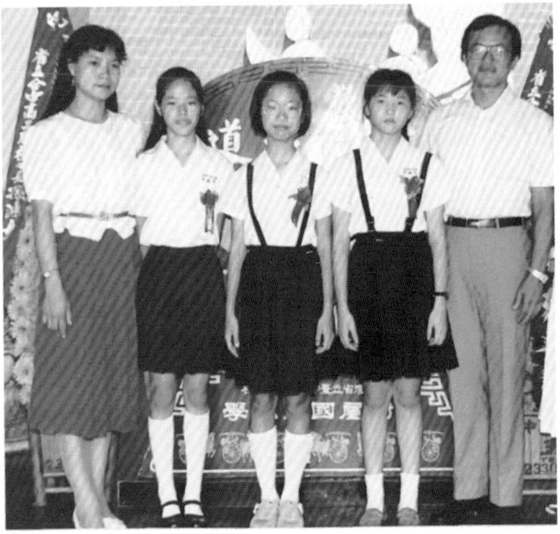

與中師實小畢業班同學合影（民 74年 6月）

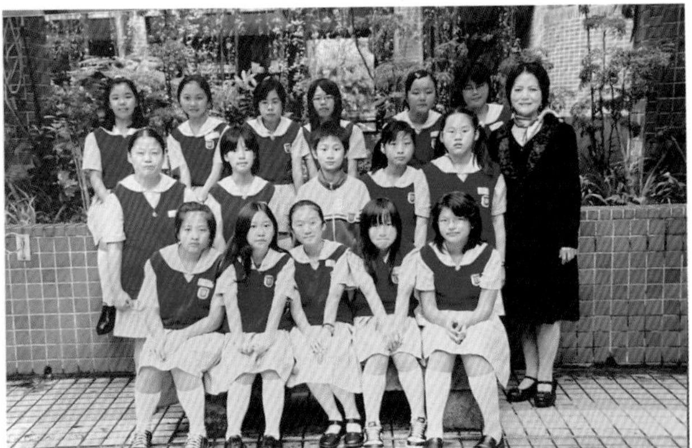

與後埔國小合唱團表演後留影（民 98年 4月）

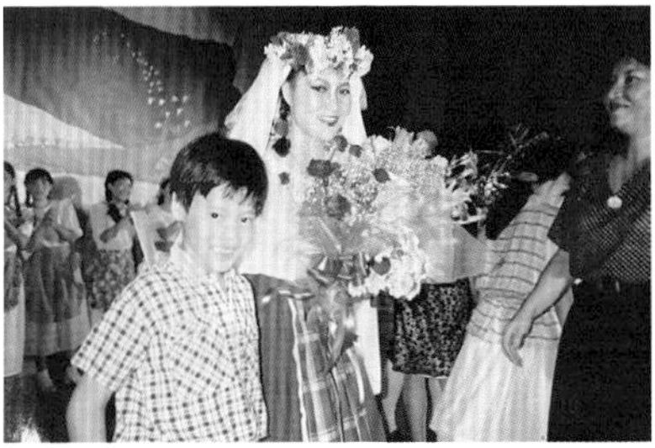

師院畢業音樂會（民 84年 8月）

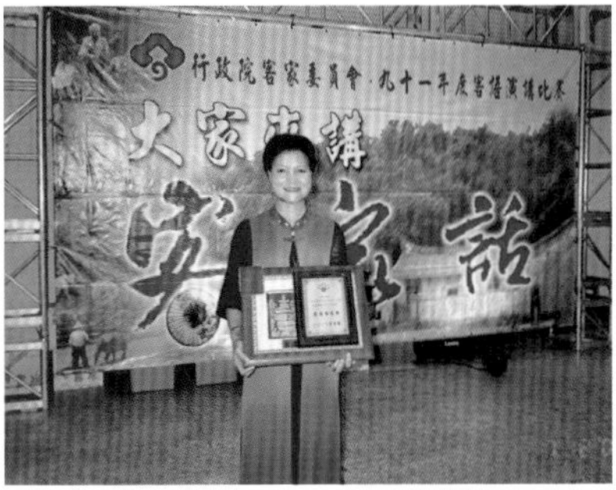

榮獲客語演講比賽最佳台風獎（民 91年 7月）

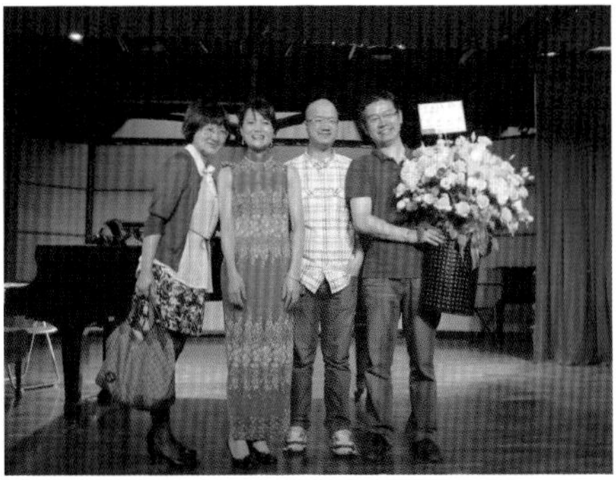

圓夢音樂會與以前中師實小的學生合影留念
（民 102年 5月）

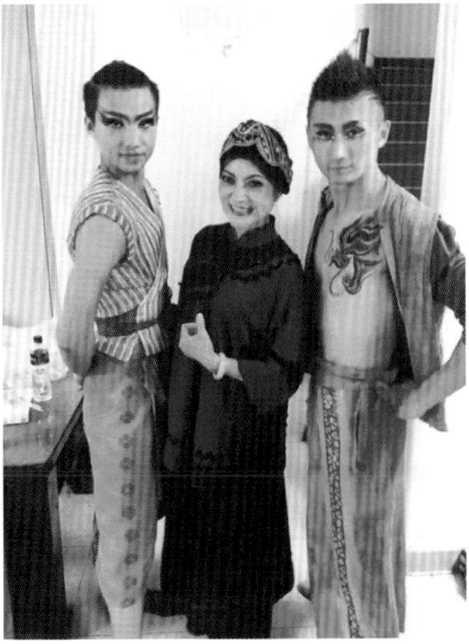

與台中體育運動大學舞蹈學系
合作演出《灶》（民 103年 12月）

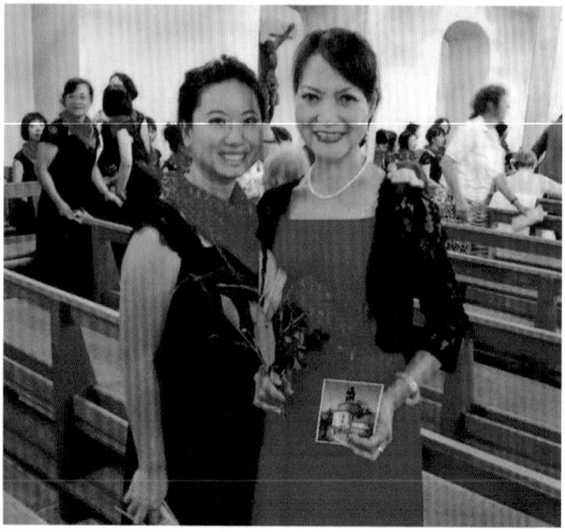

於德國德勒斯登演唱《上水的花》會後留影
（106年 7月）

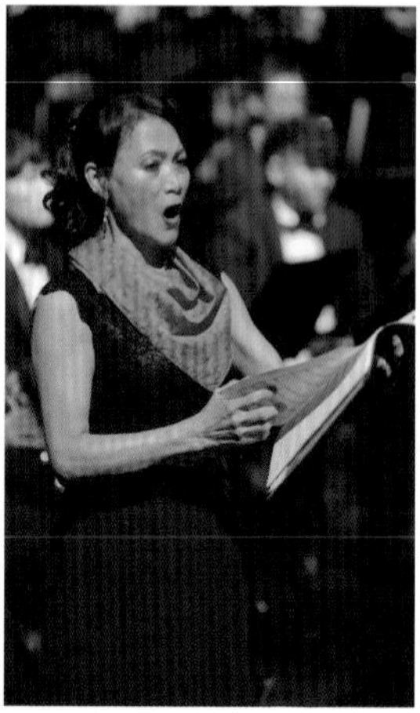

於台中歌劇院演出《祖先的腳印》擔任獨唱
（民 106年 9月）

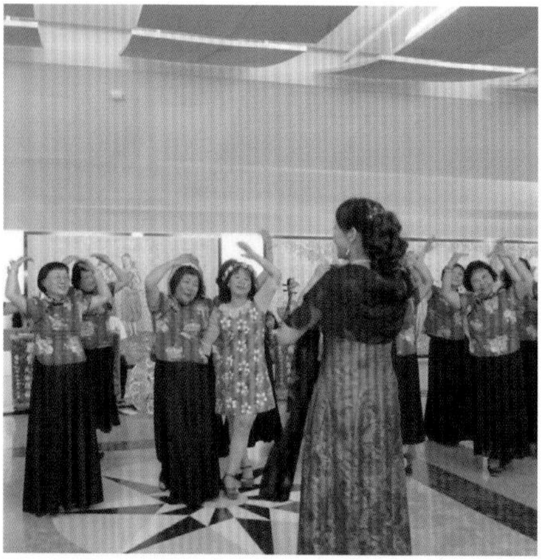

指揮碧霞客家民謠劇團演出（107年 8月）

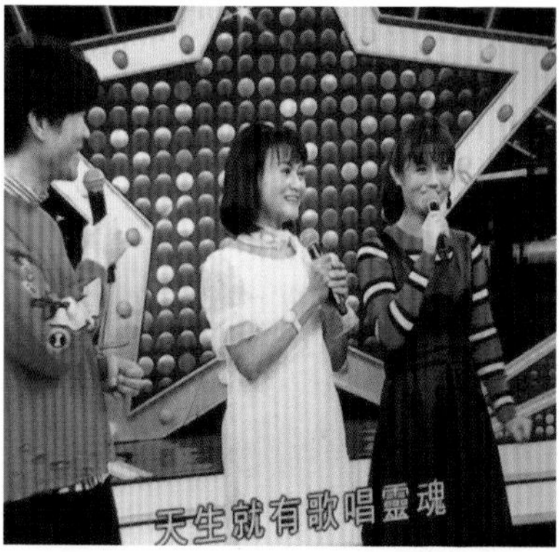

於客家電視台演唱美濃山歌《大埔調》
（民 107年 11月）

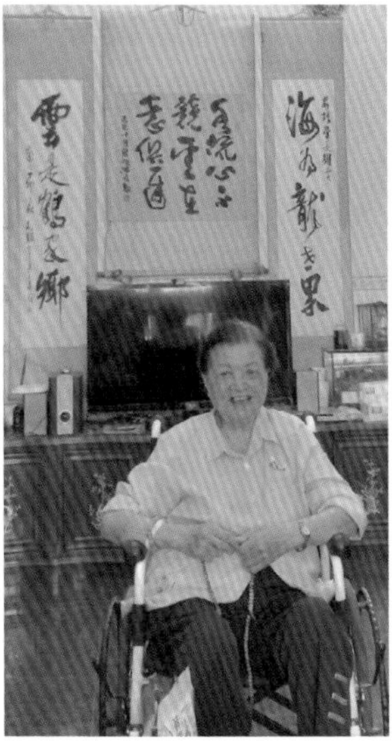

堅毅溫婉的母親（民 110年 8月）

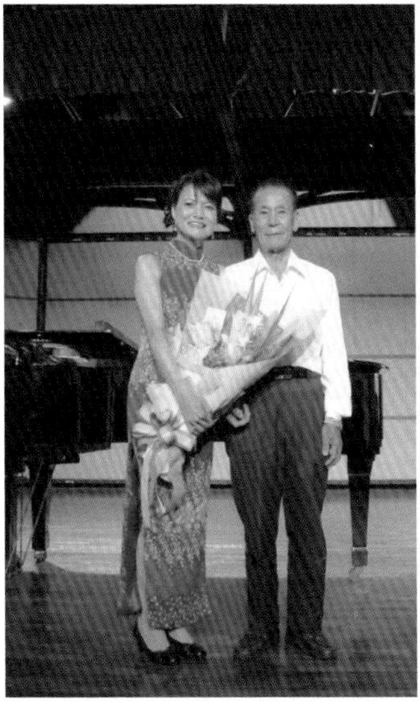

與我親愛的父親（民 102年 5月）

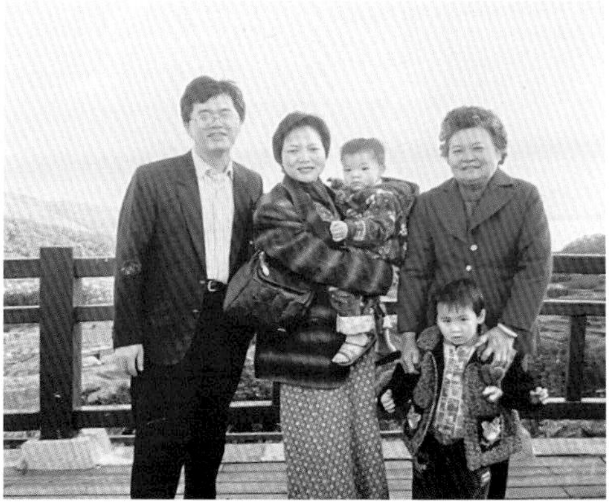

先生和我及敬愛的婆婆（民 86年 2月）

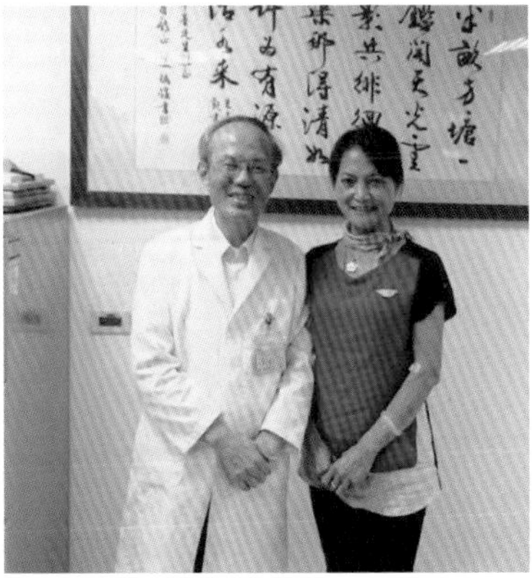

與我的救命恩人蔡肇基副院長
（民 102年 12月）

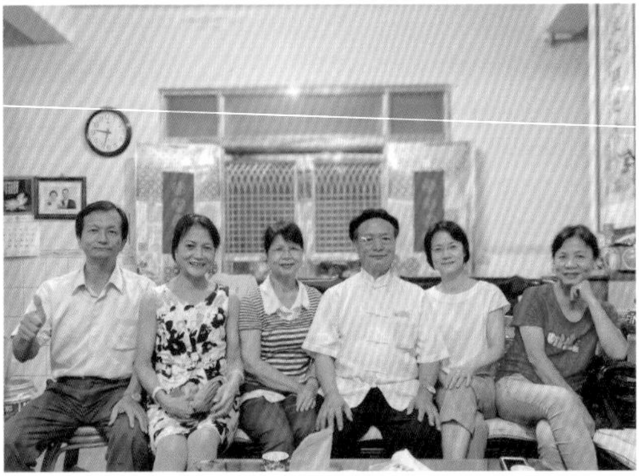

手足情深似海（民 109年 7月）

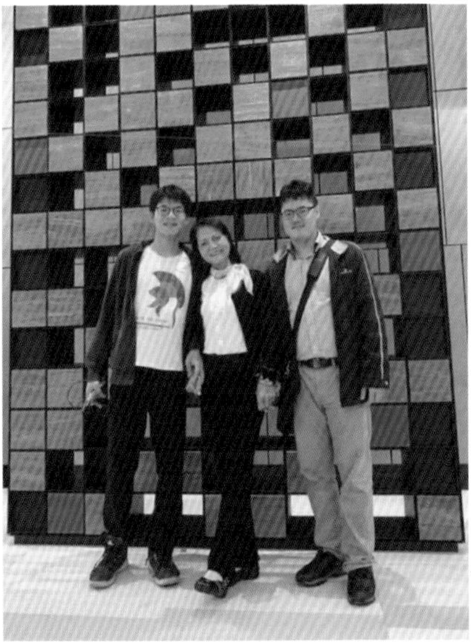

貼心暖男與陽光男孩（民 108年 12月）

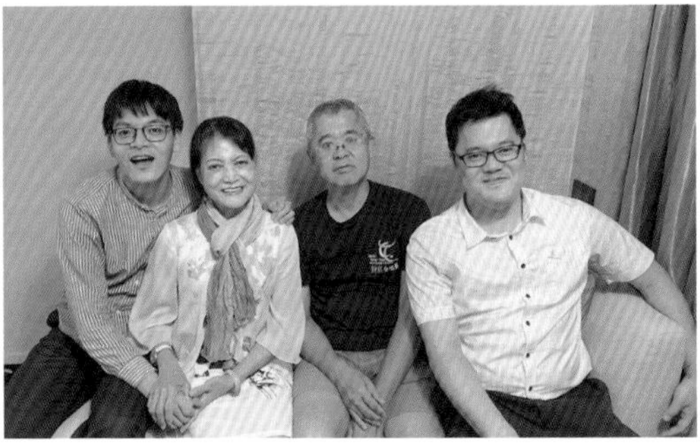

全家福（民 109年 8月）

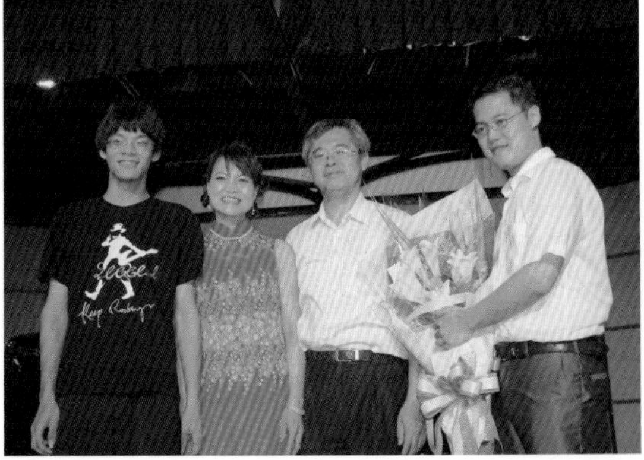

我最忠實的粉絲（民 102年 5月）

第一篇

死神敲門

剛結婚不久的我，看似洋溢著幸福美滿，但卻也隱藏著風險變幻。俗語說：「天有不測風雲，人有旦夕禍福」，一場突如其來的怪病，幾乎徹底將我打倒。幾經起伏迭宕，終究有驚無險。

懷孕不適、諱疾忌醫

結婚兩個月後，便已確定有喜，這令我一則以喜，一則以憂。喜的是很快地即將為人母，而李家也將有新生命報到，為這個家添丁添福。但這來得太快的喜訊，恐也壞了原先的生涯規劃。因為我一直想要申請保送師大音樂系就讀，有了孩子之後，得忙著照顧娃兒，無法抽身了。當時外子仍在台北市任教，我在台中，每逢假日才能回苗栗相聚。可能是過於忙碌，雖不曾害喜，但工作壓力及生活壓力卻讓我身心俱疲。除了學校的工作之外，課餘仍繼續教鋼琴，毫無喘息機會，就這樣身體開始有一些不適，右手關節疼痛到沒辦法發動機車、無法寫板書和批改學生作業，彈鋼琴也都顯得吃力。但我仍不以為意，貼貼藥布消除疼痛，同事也說這或許是懷有身孕使然。坐月子期間，病痛似乎也沒好轉，連膝關節也開始疼痛、食慾不好，每次婆婆煮好吃的月子餐，端到房裡來，我卻毫無胃口；睡眠狀況也不佳。只要娃娃一動身，就醒過來無法入眠。這年（一九八七）三月底產假結束，回到學校上班時，漸漸地發現：眼皮開始浮腫，手腳也不例外。但我一直不在意，沒當一回事，繼續一頭忙碌教書、教琴，假日回苗栗看小孩和先生。或許是諱疾忌醫，也可能是覺得忍一忍就過去，暑假很快就到了，即將可以好好休息。

過度忙碌、身體警報

四月初，照例參加了一年一度的教師鐸聲獎歌唱比賽，因坐月子期間疏於練習，這次只獲得複賽第二名，仍未能進入決賽。但就在這個時候，附小的林聰地主任，邀請我演唱他譜曲的《琵琶行》，將於五月初與台中市立國樂團合作，在台中市中興堂首演，之後還將陸續到澎湖及台東、台北等地巡迴演出。這可真是天大的好消息！老天終於賞臉了，我將登上大舞台一展歌藝！每逢週末仍迫不及待地趕回苗栗探望兒子，但終究時間有限，因為還得再回台中參加國樂團的團練，日子也顯得更加忙碌充實了。期待著這千載難逢的演出機會，希望自己有好的成果，五月二日晚上七點半終於在台中市中興堂登台亮相了！我穿著一身紅色無袖旗袍，踩著高跟鞋，還特別到美容院梳了個包頭。台下黑壓壓一群，幾乎座無虛席。當天，還打電話邀請了在師專時代，最疼愛我的音樂老師——蔡秀道老師蒞臨會場。她排除萬難參與了這場盛會，為我加油打氣！

這是一場叫好叫座，成功的演出，我家小妹和當時在附小我班上實習的學妹們也都來獻花祝賀。音樂會後蔡老師還特地到後台來看我，她拍拍我的肩膀說：「很棒，繼續努力！」這些回饋給了我很大的鼓舞，信心倍增，好似一下子自己成了一顆閃亮的明星，耀眼奪目！

五月三十日，仍抱著無限期待和國樂團的老師和團員們，打從一早就從台中出發到高雄，搭船往澎湖縣立文化中心演出，這場演出也是掌聲如雷佳評如潮。隔天，我們一行人應縣府招待，到附近景點旅遊、拍照、購物、吃海鮮大餐。澎湖的夏季似乎比台灣本島來得早，也來得熱！這一趟下來，我幾乎中暑，身體極為不適。回程，我們是搭飛機到台北，再從台北轉遊覽車回台中，此番折騰，沒想到已經為我埋下病根。

確定病名：全身性紅斑狼瘡

民國七十六年暑假，七月初，我照例回台中參加 *勁蘭 每年一次的師專同學會。那天一早，忙完家務之後，背著甫六個月大的長子天瑋，從苗栗搭中興號往台中，準備中午前可以趕到台中市的餐廳和久違的師專同學們聚餐。吃喝一頓之後，天南地北地聊起來。同學們爭相要抱Baby，瑋兒因為天氣熱，長了一身痱子，豈知我也出現紅紅的斑點佈滿胸前和兩頰。勁蘭姐妹們笑說：「小孩出痱子，媽媽也長疹子。」不以為意的我，在同學會結束之後，回娘家小住兩天，疹子竟越出越多，幾乎佈滿了全身，而且食慾不振、高燒不退、精神極度疲憊。母親見狀不忍，要父親帶我到社區診所去看診，江醫師是我鋼琴學生的家長，他說可能是患了「德國麻疹」？打了針，開了藥，囑咐我回家休息幾天，應該會慢慢好起來。

著急的母親忙著到溪埔去找白茅根回家熬湯要我喝，就這樣不知喝了幾碗下肚，高燒仍不退，每天昏睡，眼皮及手腳都水腫。瑋兒就託給三妹及小妹帶，乖巧的孩子似乎知道媽媽身體不適，也不敢哭鬧，只靜靜地吃喝拉撒睡。約莫過了一個星期，母親見病況毫無起色，便難過地說：「妳要不要回台北找俊湖，台北或許有更高明的醫師？」當時外子正忙著準備高考，一個人獨居台北，將我和小孩安置在苗栗，於是三妹陪我將小孩帶回苗栗給婆婆之後，隨即趕往台北，掛了公保門診中心新陳代謝科台大張天鈞醫師的門診。因為在教書的第二年，我曾罹患甲狀腺功能亢進，心想掛新陳代謝科應該沒錯。

張醫師耐心看診，他看了之後，鐵斷地說：「我看妳得住院才行，我幫妳轉診到台大醫院。」但卻等了一個星期才獲得通知，正式辦理住院，開始漫長的醫療過程。

*就讀師專時，每班都有班名，勁蘭就是我們七一丁班的班名。

住院六十天

我住在西區十病房，抽血驗尿之後，住院醫師從檢查數值，判定我得的是全身性紅斑狼瘡。這突如其來的病名從沒聽說過，後來，俊湖本著研究的精神趕緊到中央圖書館查醫學資料，方知這是免疫系統失調的疾病。住在三人病房，另兩床，一個是老阿嬤，年歲已高，可能是老人病吧！另一床則是中年婦女，也是紅斑狼瘡患者。病房裡好似人來人往，但我仍昏睡，後來醫師要我每天吞服十二顆類固醇，每顆是五mg，合計服用六十mg的所謂「美國仙丹」，加上每天不斷的點滴注射。慢慢地，病況稍微控制下來，但我卻發現臉腫得像個小豬頭，原來這是服用類固醇的副作用。當時台大尚未設有免疫風濕科，因我手足水腫，腎臟切片檢查之後，確定併發症是瀰漫性腎炎。於是將我這病號歸屬於腎臟科的嚴醫師看診。每天一早，嚴燦鑫醫師總是帶領一群穿著白袍的實習醫師，到病房來巡視。實習醫師個個認真地聽醫師口中念念有詞，手上不停地寫著，深怕遺漏了哪一句。

病況似乎控制下來了，但內心才要醞釀更強大的風暴—為什麼是我？為什麼要生病？我還有很多事還沒做呢？十月份將和台中市立國樂團到台東演唱《琵琶行》呀！是不是再也不能上台唱歌了？我還要保送師大念音樂系呀！是不是完了？每天被關在這裡，不能彈鋼琴無法唱歌，更不能抱抱我的小寶貝，我想出去，我不要住院了！每天還得吃一把苦藥，臉型變了，身材也走樣了，怎麼出去見人呢？乾脆一死百了！怎麼死？咬舌自盡、割腕了斷、還是跳樓比較快？我咆哮著、我哭著…隔壁床的阿桑好心地來相勸，要我靜下心來好好養病，她也是過來人啊！就這樣，我在台大病房住了六十天，外子也辛苦地睡了六十天的陪病床！

病急亂投醫

在台大住院的日子裡，除了吃藥、打點滴、驗血、驗尿外，護理人員例行性地量血壓、測體溫，還有一群穿著白袍的實習醫師過來問東問西。例如：剛發病時有什麼症狀？有何感覺？現在吃了藥之後又有何改變？這應該是他們的功課吧？就像以前我在初任教師前的實習一樣，總要到教學現場去見習和試教一樣，他們總得臨床試著去與病人互動，學著如何關懷病人，累積經驗，將來才能獨當一面，從住院醫師一路到主治醫師。

對於一個平時好動、忙碌，不知放鬆的我而言，這次，應該就是強迫休息吧！但在病房裡難免無聊，外子帶了一堆書給我，要我看看金庸小說也不錯。陸陸續續也來了許多親朋好友，帶著補品或水果、奶粉來探望我，還有我的兄弟姊妹們和師長、同學、同事們、學生們也都紛紛寄來信件和卡片，以表慰問關懷之意。最令人感動的是：當時附小的張校長有森先生，偕同夫人特地北上到台大病房來探視，要我好好養病，不必擔憂課務，學校自有安排，無需掛念！這給了我一顆定心丸，始終放心不下的請假問題都已迎刃而解了。

而在住院將近兩個月時，爸媽的農忙也告一段落，他們在大姊的陪同之下，遠從台中搭火車轉計程車到病房來看我。這一見面非同小可，爸媽看我的臉腫得像個大月亮，或許是心疼不捨，難免心急，紅了眼眶。爸爸生氣地大聲說到：「妳不要再住下去了，趕快辦理出院，美國仙丹會吃死人的，回去看中醫啦！」於是在醫院住了六十天之後，終於出院回到台北市士林區，外子的租屋處。他和三位同事合租一層公寓，他分到一間兩坪大的小客房，客廳和廚房及浴室是公共空間。

客廳擺滿了課桌椅，是他同事們下班後開補習班所用。平時上班時，偌大的屋子，就剩下我一個人。我彷彿重獲自由，可呼吸到新鮮的空氣。從陽台還可眺望遠山，這應該就是陽明山和大屯山系吧！於是試著開嗓唱歌，聲音雖不似以往清亮，但我開心地唱了蔡振南的〈心事誰人知〉、郭金發的〈為什麼〉和江蕙的〈相思雨〉，也拿出直笛吹了幾段旋律，當時積鬱多日的煩悶，似乎都已一掃而空。攬鏡自照，那臉真腫得像拜拜用的麵龜一樣。也因大量掉髮稀疏得幾乎可見頭皮，而四肢也因臥床多日，顯得消瘦了許多。外子打聽到在金華街，有一位自中國醫藥學院退休的老醫師，醫術高明，人稱神醫。我們包了計程車，直奔大安區的金華街尋訪名醫。那醫師約莫七十歲，但容光煥發、氣定神閒。他看了我的舌頭，簡單地問了問近況，又把了脈之後，就在藥箋上寫了起來，開了方子。要我們拿藥單，到仁愛路上特約的中藥舖揀藥去。外子問道：「這藥要吃多久病才會好呀？」老醫師推了推老花眼鏡說道：「這很難確定，得要有耐心按時吃藥，這病急不得，不是感冒，十天半個月就會好轉。」於是每天除了服用西藥之外，還得按三餐喝下黑色濃稠的苦藥。以為服用中藥之後，西藥便可減少，也可消去浮腫的胖臉，於是乎我自行減類固醇的劑量。本來每天服用十二顆的類固醇，只吃了八顆，天真的以為中藥可彌補這一切，殊不知這類固醇是不可一下減太多劑量，是要按醫師評估之後再遞減藥量的。因此，病情一直無法控制下來。這下可更急壞了遠在台中的爹娘，和居住在苗栗的婆婆。於是乎，我去命理師那邊算命，到廟裡求神丹，還喝了好幾瓶昂貴的靈芝水，也花了好多冤枉錢，買了一堆所謂的健康食品。

看金華街的名醫之後，還另外去掛了其他中醫的門診，似乎已藥石罔效，令人氣絕！就在一年之後，民國七十七年十月，曙光乍現，在報紙上又得知一位在臺北市南昌路開業的中醫師，此時只能死馬當活馬醫了，哪怕只有一絲絲希望，都不要輕易放過。我們按地址找到了位於南昌路和南海路交界附近的中醫診所，這醫師可更厲害了，除了針灸之外，還開了三十幾味中藥，藥方中赫然有五條二十公分長的蜈蚣和些許白花蛇肉，說是要以毒攻毒，這藥得一口氣分兩階段煎出三碗藥水，分早午、晚及睡前喝。就這樣每個禮拜二，我們都要準備一疊鈔票到診所去付錢看病，因為一帖藥得新台幣九百八十元，當時我的月薪不過一萬五千元出頭。

過關斬將

在得知確定罹患的是「全身性紅斑狼瘡」之後，外子除了到中央圖書館查閱醫學資料之外，也到坊間的書局查看有無相關訊息。當時不像現在網路發達，資訊自然也不容易取得，但是好學如他，總是利用陪我看病的當下，請教醫師相關的問題，對這棘手的病，他自然是比我更瞭若指掌了。紅斑性狼瘡就是自體免疫失調問題，自身抗體攻擊全身器官，而導致全身性的疾病。簡單地說：就是體內的保衛部隊敵我不分，不去攻打敵人，卻反攻自己，侵犯正常的細胞和組織。此病好發於生育年齡的女性，男女罹病的比例是一比九。臨床表徵為多變性，而且每個患者症狀都不完全一樣，症狀可由最輕微到最嚴重的多重器官系統侵犯，而且病程的轉變更是迅速，令人無法預測的。自體免疫性疾病被定義為「自己攻擊自己的疾病」。也就是說，淋巴球的Ｂ細胞將自己身體製造的組織（細胞）視為非自己，而製造對抗自己組織的抗體，不斷地加以攻擊而發生的疾病。

我最初的症狀是高燒不退、食慾不振、虛弱疲憊、體重嚴重下降、掉髮、手腳關節疼痛和腎臟發炎以及臉部、頸部和四肢長滿皮疹，醫學界對這個病的發病原因尚未完全清楚。研究顯示可能與基因性遺傳、荷爾蒙和環境因素有關。反觀這30幾年來的生病歷程，或許真有其遺傳基因，加上外在因素誘發而生病。

一來我常感冒，再來工作壓力太大，身心未獲得舒緩，加上任教期間在外租屋，時常外食，常吃垃圾食品，這些都可能累積了太多病因，導致自體免疫失調。這突如其來的疾病，來勢洶洶，叫人措手不及。雖然醫學界已有藥物可控制發炎緩解病情，但稍有閃失便要人命。有些病友因感冒而引發肺炎，或天氣因素導致心肌梗塞，乃至生產時，失血過多都有可能致命。我雖曾經數度瀕臨冥河邊界，但老天終究還給了我一線生機而大難不死。民國七十七年八月中旬，我曾在半夜睡夢中突然昏厥，而且是手腳抽搐、眼球翻白、口吐白沫，這出乎意外的現象，震驚了同床的外子。於是趕緊叫了計程車，送往住家附近的教學醫院，但急診室的醫護人員，竟不敢接收，怕鬧出人命。我就成為人球，被踢到台北榮總去。所幸，台北榮總沒有拒絕，這次又得住院觀察治療，這一住就將近一個月。原來，這次是紅斑性狼瘡抗體侵犯腦神經系統，還差點精神異常。因為每到黃昏時刻，我就心神不寧、坐立難安。接下來，已語無倫次、意識模糊。醫生說要做脊髓穿刺，遞了一張家屬同意書，外子簽了名，一切就緒，確認脊髓並未感染細菌，倒是肺部患了狼瘡肺炎而咳血。

父親、母親和婆婆都憂心如焚，趕赴榮總病房來探視我，直搖頭，恐怕凶多吉少了！篤信佛教的母親，拿了一串佛珠給我，要我持佛號之外，還要外子播放大悲咒的佛曲給我聽，我手持佛珠邊聽音樂不知不覺地睡著了，睡得好沉。隔天一早醒來，似乎大病初癒，人也清爽多了。然而，疾病的考驗仍未結束，像是過五關斬六將一樣，關關難過得關關過。七十八年十月一直到七十九年二月，在四個月內，連續昏倒了十次。而每一次，依舊是口吐白沫、眼球翻白、手腳抽搐。第一次是在南港國小校門口的馬路上，當時已順利考進台北市，分發在南港國小任教。七十八年十月二十四日放學後，在我要離校去搭火車時，過馬路就昏倒了，醒來卻是在台北市的忠孝醫院。還有一次是打電腦 key 資料的時候，當時電腦螢幕是綠色的，覺得刺眼，看久了，竟然啪啦一聲，從椅背上摔了下來，跌一個四腳朝天昏倒在地。再來，有一天，陪婆婆去看中醫，婆婆沒事，我卻在診所內昏倒。還有一次是搭火車要回苗栗，就在外子去停摩托車的當下，回來找不到人，其實我已昏倒在板橋火車站的入口處，人來人往圍成一圈，沒人敢趨前搭救。七十八年除夕夜前夕回苗栗，隔天一早起來要做早餐，竟也昏倒在婆家的柑仔店門口。而最不可思議的一次是：自行至台北榮總複診時，在看完門診等公車的片刻，又昏倒了。醒來時，人竟躺在榮總病房，頭上縫了六針，包紮了白色的紗布。就這樣，外子總是不放心我獨自出門，說我簡直是恐怖份子，隨時有生命危險，於是又請了長期病假在家調養。但養病的日子總是枯燥乏味，倍感無奈。所以外子只好投入不少經費，購買大大小小表演節目的票券，陪我到國家兩廳院看表演，以舒緩情緒。

腹水疑雲

在民國七十九年二月之後，病況已漸趨緩解，不再昏倒。仍保持著每兩週回醫院看診一次，病情處於穩定中。然而在民國八十七年十月的某次回診，X光片上顯示我的卵巢上有顆像牙齒鈣化的東西。當時，正值一年一度的校際合唱比賽，得每天晨昏帶領合唱團學生練唱，無暇理會。起初不以為意，沒想到它竟越長越大。到了寒假，民國八十八年春節，這平滑的肚皮卻大得像懷孕似的，簡直是寢食難安。於是，我們提早結束假期，外子迅速陪我回台北，再到國泰醫院掛診，看了婦產科，確定沒懷孕。醫師更進一步檢查，發現是卵巢長了肌瘤，但伴隨著的是腹部積水，這使得病情更見棘手，有可能是惡性腫瘤，不禁令人憂心忡忡，於是盡快安排住院。蔡醫師和婦產科簡再彥醫師密切配合治療，蔡醫師判斷應該是腎臟發炎引起的積水。果然是因為尿蛋白過高引起的蛋白大量流失，使得細胞膜充滿了水，造成腹水。在院內馬上開了處方，服了利尿劑以大量排水，再注射白蛋白，一瓶自費新台幣二千二百元。等蛋白尿症狀改善之後，白蛋白成分足夠了，自然就不積水了。排除了腹水之後，就安排時間準備動手術取出腫瘤。還好是良性肌瘤，得以摒除罹癌之疑雲。經外子描述：「腫瘤有如豬心一般大，還伴有頭髮及牙齒，煞是嚇人！」

在住院這段期間，外子的工作單位將搬遷到三峽，他身為副座，工作繁忙，下班後又得趕到醫院，無暇照顧小孩。當時，瑋兒已是六年級下學期了，琳兒才讀幼兒園小班，只好將他們兄弟倆分別託人照顧。天瑋託給我最要好的同事鍾秀屏老師；天琳則託給以前的奶媽劉滿金女士。有了貴人相助，終於可以放心地住院接受治療。沒想到外子也因為工作太忙碌，又要照顧我，蠟燭兩頭燒，導致腎臟結石住進了亞東醫院。幸好，有弟媳彩汝和小姑新枝、蘭枝來醫院幫忙，這一切如作夢般的奮戰過程總算圓滿結束。

又添病歷

民九十六年八月底，結束了漫長的兩個月暑假，是開學的日子了，懷著一顆雀躍的心走進新的工作環境－後埔國小。這是我一直想要調入的學校，這學校早年是全國最大的一所小學，剛畢業的老師，非得第一名的成績，是進不來的。這次是因為原來服務的學校教師超額，我提出請調，終於有機會，進到這夢寐以求的工作環境。學校組織氣氛良好，同事間都能彼此同心協力，積極投入教學，發揮創意，各展長才。但在才上完第一天的課之後，正逢週休二日，我卻因大量血便又住院了，好不容易緩解多年的病體似乎又有了警訊。趕快從台北直奔台中榮總急診室就診，自從轉診台北榮總後，我就是蔡肇基醫師的病號，跟著他轉到台北國泰醫院，又到台中榮總。這難能可貴的醫病關係，早已有了多年的默契，只要有個風吹草動，就趕緊掛電話給蔡醫師。

而他總是像尊千手千眼白衣大士聞聲救苦，給予最迅速、最準確的診斷和治療。

外子從台北開車，載著我疾駛在高速公路上，像是快馬加鞭趕赴戰場，要去攻打敵人。到了醫院視病如親的蔡醫師，已在急診室等候我們的到來，是醫院常客的我，在經驗老到醫護人員的量血壓、測體溫之後，便引導我在病床上躺下，接下來又是一連串的例行性提問及記錄，這流程我再清楚不過了，只不過是要檢查血便的原因，得照胃鏡以確定是不是胃出血，當然少不了X光檢查，幾番折騰之後，時鐘已掛在半夜十二點。蔡醫師要我先休息再看明天是不是有病床，可轉到一般病房。這時亮花花的日光燈照射之下彷如白晝，人雖疲憊卻毫無睡意，外子早已累倒在椅子上睡著，我打量這次恐怕又得請長期病假了！尚不敢打電話給爸爸媽媽，每次住院都驚動老人家，不忍再見他們愁眉苦臉。第二天下午終於住進了單人房，多年住院累積的經驗告訴我不能省錢，一定要住單人病房，可免去無謂的打擾，才能好好休息養病。外子得趕回台北上班，正好瑋兒大學尚未開學，由他來照顧自是是最佳的安排。

胃鏡檢查報告已確認不是胃出血，那到底病灶在哪裡呢？肝膽腸胃科的連漢仲醫師建議再做大腸鏡檢查，這又是一番辛苦的煎熬呀！得先控制飲食並服用瀉藥和清腸藥劑徹底排便，以利腸道確實清潔，才能有效達到大腸鏡檢查的效果，並減少併發症。遵照醫護人員的指示，一一照做無誤，終於要上戰場了。躺在檢查的台子上，突然驚覺自己像一頭豬或牛，任人宰割，因僅是局部麻醉，清楚地知道醫生這回將偌大的管子通到我的大腸，試圖從大腸鏡內仔細觀察，再找出血的傷口。醫師看不到有出血的地方，但卻有如找到寶藏似地開口道：「妳有兩顆瘜肉，我順利將它處理掉了。」雖是第一次和連醫師接觸，但他也是個仁心仁術的好醫師，親切和藹的笑容，已讓擔心受怕的我，卸下千斤重擔。但他說這回也不是大腸和直腸出血，那就是有可能是小腸了。小腸有六公尺長，那該不會又要再一次用更精密的檢查吧？醫生說這小腸檢查的確不容易，但可以用膠囊攝影，就是吞進去一顆有照相功能的膠囊，讓它在小腸裡面旅行，一邊走一邊拍照腸內的情況，慢慢地等它走到大腸直腸，隨著糞便排出，再將膠囊做清潔消毒，從影片判讀病況。不過，台中榮總目前還沒有這項設備，得到台北更先進的醫院去做檢查。

於是和外子商量著要轉診到哪家醫院，適逢週休二日，就再等兩天吧！到了週一上班的日子，正準備與醫師討論轉診事宜，豈知一大早，還來不及吃早餐，在梳洗之後，我便想吐。這次有如戲劇情節般，竟是血盆大口地吐血。外子本能地遞了一個大碗過來，承接嘔吐物，但是裝不下。於是飛也似地奔去廁所取得便盆，要我吐到哪裡頭。我幾乎昏厥過去，護理人員獲報之後，趕緊帶著一堆醫療器材進入病房，扶我躺下，便七手八腳的在我手上紮了幾個針管。一管是輸送血小板止血用的；一管是打血漿；一管是打點滴用的；另外一管則是觀察血氧的。在一切就緒後，便神速地推我進手術室，打了局部麻醉針之後，有如水管口徑大的內視鏡，直往我喉嚨送。清楚的聽到連醫師說：「別緊張，口腔、舌頭、喉嚨都要放輕鬆，這樣內視鏡才能順利進去。」我馬上聯想到，上聲樂課時，老師也是這樣要求的。還好，我受過聲樂訓練，連醫師似乎很滿意這個病人如此聰明的配合。檢查過程，終於一切順利圓滿。

連醫師和另外一位女醫師，透過內視鏡，終於找到了出血點，是在食道靜脈瘤上，有如氣球般破了幾個洞，所以要經由內視鏡（胃鏡）做結紮手術，及時用橡皮圈，將曲張鼓脹的血管綁起來。只聽到一個說紮，一個應好，我已不由自主地流了一大堆口水在枕邊。這次更像是一隻動物躺在病床上了，直覺地回想到小時候，我家豬舍裡養的那頭大母豬，在生完一窩小豬之後，虛弱地躺在豬寮地板，口吐一堆白沫。無法計較手術時間有多長，當下只能任人擺佈了。只記得手術結束，連醫師很有成就感地面帶微笑，輕聲說道：「沒問題，破了五個洞都已綁好了，不會再出血了。」他還很高興地謝謝我這麼合作，便吩咐後續要禁食六至十二個小時，接下來只能吃溫流質食物，並避免快速大口進食，選用食物以容易消化為原則。醫師初步判斷血便的原因，就是食道靜脈瘤出血。至於原因大多是肝硬化引起，但我並沒有肝病病史，就得再做進一步檢查，那就需要進行肝臟穿刺手術。

我清楚的知道，得再經歷一關考驗了！過了幾天，體力稍微恢復些，便安排做肝臟穿刺。醫護人員在我的右側腋下第八、九肋間處做了局部麻醉之後，便再利用超音波掃描。當時，我得配合暫時停止呼吸，以免因呼吸而移動肝臟的位置，造成肝臟受傷，醫師終於順利地抽取了一小片肝臟組織，再送病理室進一步檢查。穿刺之後還得臥床休息，一週內避免激烈運動，以防止傷口再出血，兩個月內要避免彎腰用力提重物，因此，又請了一學期的病假。無論是大腸鏡檢查，或是食道靜脈瘤內視鏡的手術和肝臟穿刺檢查，都屬於侵入性檢查，多少帶有危險性。尤其是肝臟穿刺檢查的過程，最令人擔心的莫過於是肝臟內出血了，所幸我福大命大，這些考驗又都能一一順利過關。只是那個日夜陪侍在側的外子真是太辛苦了，隨著進出醫院無數次，倒還得忍受我經常無名地鬧情緒亂發脾氣！

肝臟穿刺檢查的報告是肝臟有纖維化現象，原因是抗磷脂質抗體作用引起肝門靜脈栓塞，血液無法順利流到肝臟，所以另闢蹊徑往脾臟和食道去，以致於引起脾臟腫大和食道靜脈曲張造成靜脈瘤。而這次的大量吐血，就是因為食道靜脈瘤破裂，出血引起的。真相終於大白，所以不用再做膠囊攝影了。為了保險起見，我還再做了兩次複檢，重複這慘痛的過程。因內視鏡還是得經過喉嚨進入食道，難免造成腫痛，總要一週的時間休養，喉嚨疼痛才能減輕。

綜觀這些洋洋灑灑的病歷，從最初的不明發燒、肌肉痠痛、食慾不振、掉髮到關節發炎、腎臟發炎、全身水腫、雷諾氏症（手或腳趾，遇冷會變紫變白）、血管炎、中樞神經病變、狼瘡肺炎、血小板低下、白血球不足到血管靜脈栓塞形成食道靜脈瘤、腸胃道出血、脾臟腫大等等……，逾三十年下來，在病友中堪稱是名列前茅。人生本無常，這臭皮囊還能使用多久尚不可知，那就樂觀以待，好好把握當下，珍惜每一天吧！

第二篇

昔年舊事

小保姆

我生長在台中市大里區草湖，一個風景秀麗的鄉下，這個村子有個很美麗的名字，恰好也叫西湖。我的家鄉大多以農為生，早年失怙的父親繼承了祖母手上買的幾分田地，和我母親胼手胝足地建立了這個家園。田地裡的一年兩期稻作，間種瓜果、蔬菜和菸草，忙碌的農作生活，我們兄弟姊妹六人正是最佳幫手。

從小我的個兒就長得比姊姊壯碩，加上我生性好玩，天一亮就老想往外跑，於是祖母和媽媽就會將揹弟、妹的工作交給我，讓我順便帶他們出去蹓躂。學齡前的我，約莫五、六歲時就能揹著小我四歲的弟弟出去玩，後邊跟著小我兩歲的三妹，我們三人行，一起到姑媽家附近的左鄰右舍找玩伴去。我們玩捉迷藏、踢毽子、跳繩、跳格子、扮家家酒等等。

有一天，嘴饞的我看到同伴有糖吃，但身上沒錢又不敢回去跟大人要錢買，因為三餐溫飽已是不易，哪來的閒錢吃零食呢？於是我大膽地偷了爸爸抽屜裡的五塊錢，那是收電費找的錢。我親眼目睹爸爸小心翼翼地，將它鎖進了書桌中間的抽屜裡，那錢的面積大概是現在百元鈔票的大小，急中生智的我，先將沒有上鎖的左邊抽屜搬下來，小巧的右手正好可伸進去中間抽屜，總算摸到了那張鈔票了。我買了牛奶糖給弟弟妹妹吃，還分給其他的玩伴，大家可是樂歪了！但回家之後，爸爸發現錢不見了，又看到我們手上都有牛奶糖，便興師問罪了起來：「若不招認就要找警察來嘍！」嚇得我臉色發青，被毒打一頓之後，幸好有疼愛我的奶奶出來為我說情，才平定了這場風波。

喜入黌門

小時候，眼看著哥哥姊姊每天都能背著書包去上學，還有每次月考和期末都能領獎狀和一堆獎品回來，真是令我好生羨慕呀！好不容易等到虛歲七歲了，那一年九月開學的日子，一早便迫不及待穿戴奶奶為我準備的衣服和鞋子，坐上爸爸的腳踏車後座要到學校去報到。豈知學校老師說我是年尾十二月生的小孩，等滿六足歲再來就學，只好一臉失望地打道回府。

有時，我會揹著弟弟，拉著妹妹，去校門口等哥哥姊姊們放學，邊走邊玩一起走路回家，一路上嘻嘻哈哈跑跑跳跳好不熱鬧。隔年，終於如願地上了一年級，鄉下的孩子赤腳上學的大有人在；但奶奶總是辛苦地為我們打點這一切，制服熨燙得乾淨平整，鞋襪帽子穿戴整齊，每天吃過早飯後，就背起書包歡喜地上學去。

老師看我個兒高，又活潑伶俐，於是選我當班長，沒想到這一當竟是六年。在學校裡我是老師的得力助手，我幫老師管理班上的秩序叫他們安靜；還幫老師批改本子、考卷。升上六年級，級任老師常請假沒來，我就自己上講台教同學們唸書、背課文和做數學解題或到戶外打躲避球去。

每天上學是我最有成就感、最喜歡的事，反倒是假日成了夢魘，因為得到田裡幫忙。有時我會編個謊，說是老師要我到學校參加演講比賽訓練或田徑訓練，便逃到同學家去寫功課或玩耍。

農忙時節

爸爸媽媽為了節省人力開支，於是我們這些小童工們就成了最佳幫手，每年兩期的稻作，在過完年後是第一期；暑假尾聲是第二期稻作。爸爸會請人來犁田翻土，待水田裡土壤鬆了，注滿了水，就可以插秧。小孩子們幫忙到秧田去取秧苗，抬到田埂四邊上擺著，以備插秧的工人們取用。秧苗漸漸地長高，水田裡和田埂上的雜草也隨著叢生，大人們到水田裡＊搴草，小孩子們則是負責將田埂上的雜草割短，以利行走和避免長到水田裡去。每次爸爸交代下來，一人割一條田埂，但是我始終動作緩慢，無法跟上姊姊，因為我總是一邊唱著歌，有時索性望著遠山和白雲大聲歡唱而忘了工作。

幾個月過去，新綠的秧苗已抽穗結實，長成一波波的金色稻浪，隨風搖曳，甚是好看。

此時，農人們將迎接收穫的歡樂！炎熱的六月天正是收割的季節，母親忙進忙出地煮著點心和正餐要給工人們吃。及長，媽媽看我不喜歡到田裡，於是留我在家當她的助手。我喜歡騎著腳踏車去市場幫媽媽買菜，她唸著一長串的菜單，我竟不用紙筆記錄，直接輸入腦子裡，都能鉅細靡遺地將大大小小材料一一買回家。

除此，舉凡揀菜、洗菜、洗碗盤、擦拭餐具等都是我的工作。三兩下功夫，媽媽熟練的好廚藝，已大功告成。這時孔武有力的我，就得將這些點心或飯菜挑到田裡去。有一次，媽媽煮了一大鍋米粉湯，要我送去給工人們吃，我左手掛著點心籃，右手握住腳踏車把手，騎著單車，口兒邊唱著時下流行的校園民歌。下坡時竟煞不住車子，一不小心將一鍋美味的米粉湯灑落滿地，當然又免不了挨了一頓罵。

除了稻作外，還有間種香瓜、蔬菜和菸草，香瓜或蔬菜收成的季節，我們就幫忙到田裡摘香瓜、拔蘿蔔、採高麗菜、芥菜、大白菜等，挑揀或清洗一番後，才能送到市場去拍賣。而最費工的莫過於是菸草了，從植栽到移植田裡間種。稻子收割之後，便專心栽培菸草了。因為是公賣局登記有案的才能種菸，每年總要控制總量有多少，於是到菸田一股一股去算菸苗的數量是我最喜歡的工作，手拿著筆，我們兄弟姊妹便分頭去數著，好似點名一樣。再將數字登記在紙上，統計結果回家報告老爹就可以。菸葉長成，到可以採收的時候，每週定期揀摘菸葉，夾成一串串送進菸樓裡烘焙，大約春節前後便可整個收成烘乾。過年之後，開始修剪菸葉分類按等級包裝，再送到菸葉試驗所販賣。這收入可比種稻好，也是我們維持家計及就學經費的重要來源。

記憶之中，爸爸還種過蘆筍、小玉西瓜、草菇、花生、地瓜，可能經濟效益不是很高，後來就沒再種了。倒是洋菇也種了好幾年，這也是頗費功夫的事。首先要先搭建洋菇寮，爸爸和工人們先剖竹子，架起一間小屋，再用稻草去熬成堆肥，以利種洋菇菌苗；這稻草得經過幾次的澆水，灑石灰讓它發酵，經常翻攪，約莫三十五天後，才能將材料送上架子去。等待種植菌苗之後，還要蓋上泥土，天天澆水，大約二十天之後，便會冒出小洋菇頭，再過二或三天之後，一朵朵白色如雲的洋菇便長成一片。

爸爸還得在凌晨三、四點鐘就起來摘取洋菇，因為慢了，洋姑便會爆開，賣相不好。約莫五點多，仍在溫暖的被窩中的我們，就要被挖起來，揉著惺忪的睡眼，手拿著削鉛筆用的小刀子將洋菇的頭削掉，因為是直接在左手食指上面切，雖然戴著手套，但仍不時將手指頭切得傷痕累累。大概七點多就可以完成工作，阿爸就載著洋菇到農會繳交，而我們兄弟姊妹們則在奶奶的督促之下，趕緊梳洗、吃早餐，趕忙上學去。偶而還會遲到，進校門時，同學們大聲地唱著國歌，升旗典禮早已開始了。老師知道我的狀況，也都網開一面，沒什麼責罰，反而還常拿我當例子，給那些不用功的同學們當教材，說道：「班長每天都得在課餘時間幫忙做家事，功課還是名列前茅，你們卻老是貪玩，荒廢功課。」

*跪行於水田中，以手除去雜草。

工廠打工

每逢漫長的暑假農事稍放閒，到工廠打零工，一方面可貼補家用，也是我們打發時間的好去處。七〇年代曾是台灣經濟蓬勃發展的時機，工廠林立，缺的是人工，大人小孩都可投入人力市場，小至食品工廠，大至鞋業工廠，都可按件計酬，做些加工便可獲利。小二暑假時，在兄、姊的帶領之下，我和就讀小一的三妹，一起到兩公里外的食品工廠挖荔枝子。荔枝要做成罐頭之前，得先將其種子挖出，老闆再依我們挖出的荔枝肉秤重，以斤計酬給付工資。但眼見令人垂涎欲滴的肥美荔枝肉，怎不教人食指大動呢？尤其是我們這些物質生活不富裕的鄉下小孩，都會趁老闆不注意時，將挖好的荔枝肉往嘴裡邊塞，吸吮著那甜蜜的滋味，甚是滿足，真是幸福！有一次，我的三妹正要享受這美好時刻，卻哇哇大叫哭了出來，豈知她吃進去的這顆荔枝裡頭，竟躲藏著一隻蜜蜂。霎時，我們七手八腳要她趕緊吐出嘴裡的鮮味，但她的嘴唇卻早已腫起，像個豬八戒了。

小四暑假，剛好是大姊小學畢業，村子裡的女孩們大都進入工廠當女工去，不再升學。大姊跟著去，她佯裝不再升學，她到離家一公里外的鞋業工廠工作，主要的工作是使用特殊的刷子，將已成型鞋子上面的強力膠除掉，再擦亮鞋面，一雙鞋子便可包裝出口。幾天後工廠不明原因停工兩週，大姊便轉到另一家鞋業工廠工作。兩週後工廠復工，爸媽便要我穿戴整齊代替大姊到前工廠上班去，因為我個兒高，雖才小四，卻也像個小六畢業生了，工廠的老闆也沒察覺。有時晚上還得加班，工作忙時也曾經整夜沒睡，通宵達旦做到天亮才回家休息。當時的工資是一天新台幣十八元，加班薪水可加倍，有了收入之後，媽媽總會歡喜又心疼地為我們準備好吃的甜點或加菜。可能是我的工作效率還不錯，隔年五年級暑假，老闆還繼續讓我去打工，那時工資一天是二十八元。到了小六畢業時，我已能自己騎著單車到三公里外的工廠找工作，這時找到一家作羽毛球拍的工廠，我的工作是將尼龍絲線穿進羽毛球拍固定，那時工資已達一天四十元了。

國一暑假、國二暑假都因有暑期輔導，無法再去打工，但到了國三考完聯考，又繼續打工生活，這次是和大姊惠珠及錦鳳堂姐到瑞豐工廠，做女鞋的包裝工作，一天工資有八十元了。上了師專之後，因兼家教，寒暑假就不用再去打工。但每次路過這幾家工廠門口，總要引長脖子往裡頭望一望，似乎想要找回那一絲絲的記憶。

升學寄望

早年鄉下的父母，大多盼望著孩子們，小學一畢業就可當學徒或到工廠上班去，多少可賺錢貼補家用。民國五十七年教育部已頒佈實施九年國民義務教育，於是我們都可順利上國中。我上國一時，大姊已升國三，大哥就讀高三，三妹和弟弟、小妹都仍在小學就讀，六個小孩正是開銷最大的時候，於是爸爸媽媽的擔頭更重了！爸爸總是以他為例，要我們除了幫忙家務之外，更要用功念書求取功名，將來找個好工作，不再辛苦耕田，拿筆總比拿鋤頭輕鬆呀！當時，大哥就讀台中一中，爸爸要他選自然組，將來當個醫生；但哥哥在高二下學期時，因受國文老師的影響啟發，卻在升高三時轉為文組，本來爸媽不是很諒解，但是經過深思熟慮之後，爸爸終於首肯了。除了父母的殷切寄望之外，大舅舅蔡永欽先生也是提攜我們最多的長輩，他早年就讀台中師範學校，畢業之後在烏日國小教書，幾年之後經過高中教師檢定，順利到高中任教。每次逢年過節大舅舅到我們家裡作客，他總是要看看我們的學期成績單，他還是老生常談地對爸爸媽媽說：「這些孩子們功課好，上師專應該沒問題，將來畢業之後就可當老師，有個好工作。念師專一切公費，也可以減輕家裡的開銷呀！」

果真有願就有力，大哥在民國六十四年大學入學考試時，因兩分之差，沒上第一志願台大哲學系，而分發到師大國文系。那一年大姊也高分上榜，考進了台中師範專科學校和台中女中及台中商專。有了兄姊的典範，我勢必要更加努力。他們分別到台北市、台中市就讀住校去，換我得多擔待家裡的責任了。

大姊每到週六下午，便帶著大包小包地回來探望家人，她說那是學校給的「探親假」。每週日下午六時前要收假，回到學校用餐。她帶著住宿證，蓋了家長的印章後，便打包行李。我騎著腳踏車，載她到離家兩公里外的中興路上的草湖橋頭站搭一〇〇路公車回學校報到。

大姊就讀師專，可免去平時家裡繁忙的家務，沒啥功課的壓力，吃得好睡得飽，每次回來越見豐腴，也長高了不少。她總是會帶回來一些我們從未見過的樂器，如：口琴、古箏，手風琴……等。在她簡介及示範演奏之後，我們都搶著也要湊一手，吹彈一番。後來她也學國畫、書法和鋼琴。以爸爸媽媽的經濟能力，當時沒辦法買一部鋼琴給她，學鋼琴也要一筆費用，最後，她還是放棄了，只好依照音樂老師課堂上的教學自己學習。

大姊每次回來也少不了幫忙農務，每當我們在菸樓修剪烘乾的菸葉時，她都會一邊唱著學校音樂老師教的歌曲，如：〈紅豆詞〉、〈天倫歌〉、〈問鶯燕〉、〈杜鵑花〉等等旋律優美、歌詞典雅的所謂「藝術歌曲」，這觸動了我對音樂的敏感神經。從小我就很愛唱歌，最早爸爸媽媽發現我有這個本事，是我唱黃俊雄布袋戲的插曲〈苦海女神龍〉，學得維妙維肖。無論聲腔、語氣、咬字都像極了唱紅此曲的歌星西卿小姐。除此，電視上連續劇的主題曲、布袋戲的插曲、歌仔戲的曲調、還有電視機、收音機裡播出的流行歌曲，乃至甄妮、崔苔菁、包娜娜、楊小萍、陳蘭麗、姚蘇蓉、鳳飛飛、尤雅、楊燕、鄧麗君等歌星的歌，我幾乎都學會了。有一小本子，裡頭寫滿了我記下的每一首歌詞。國三過年時，我用壓歲錢八十元買了生平第一張黑膠唱片～《楊燕專輯》，於是楊燕的歌聲成為我的模仿對象。四十年過去了，那一首〈王昭君〉，至今仍是我最拿手的歌曲之一。姊姊看我對歌唱如此熱愛，就鼓勵我：「妳歌聲美妙、音感又好，一定要來念師專，將來妳可以選讀音樂組。」於是，這個夢想成了我升學的唯一目標，雖然每天在課餘時還得幫忙家務，念書的時間有限，反而讓我更珍惜寶貴的時間。

師專生涯

一九七七年八月，我終於如願以償地考進了台中師範專科學校，報到那天穿著筆挺的軍訓制服，帶著媽媽為我打的厚重棉被，拎著一大包衣物，大姊陪我一起搭公車到離家十公里外的台中市民生路住校去了。我們女生住的是「莊敬苑」，男生宿舍則是「求真樓」，也不知是誰取的雅名，在那個傳統保守的年代，應該是一種期許吧？女生總是要端莊賢淑不逾越規矩；男生做事要務實、不馬虎。這一住就是五年，大家分別來自不同鄉鎮或不同學校，因有共同的人生目標：將來要當個老師作育英才，來這兒吃同鍋飯，看同一片天。姊姊比我高兩個年級，我住的房間正好是她們班的樓下，在晚自習前有段時間是給我們吃晚餐、洗澡或參加社團用的。每次我總會抽出空檔到樓上去串門子找姊姊，她生性木訥、不善交際，看我來也不顯得熱絡，仍在忙著她的事兒。倒是她同寢室的室友們都高興地招呼著我，直說林妹妹來了！就這樣一學期下來，姊姊班上的同學們，我幾乎都混熟了，直到現在目睹她們同學會的相片，還一一叫得出學姐們的名字呢！

師專的生活幾乎沒什麼功課壓力，頂多英文老師考考片語，國文老師要我們背唐詩、練書法、寫札記、音樂課要鋼琴檢定、美勞課要寫生、工藝課要做編織。到了專科五年級時要製作教具，教育參觀寫筆記及教學實習等。於是有很多自由的時間可利用，例如去擔任家教或是參加社團。由於入學口試時，主考官是一位男性體育老師，他見我身手矯健，皮膚黝黑一副健壯的鄉下孩子模樣，便選我參加了「手球隊」，這是我參加的第一個社團。每天一早天剛亮，就會有高年級的學姐到寢室來帶我一起去操場練球，打了一年也參加了幾次比賽，因怕手指打硬了，不好彈鋼琴，便開始躲著學姐和老師，不敢再去練球而結束了手球社團的生涯。我還陸續參加了國樂社、合唱團、手風琴社、勵德社。除此之外，我還用兼家教的微薄收入去學鋼琴。國樂社裡我學的是曲笛，由學長擔任指導老師，學了兩年稍有成績；但到了要學「打花舌」這技巧時，我卻打了退堂鼓，因為我一直沒辦法克服困難而作罷。手風琴因為要揹著彈，每次拉著手風琴總是費力，學了兩年上台表演幾次之後，也放棄了；勵德社是個佛學社團，因為我始終沒辦法靜下心來好好研讀經典，對於老師說的一臉茫然，最後還是逃之夭夭。參加時間最久、學到最多的，莫過於是合唱團了，打從一年級下學期進團，每週利用晚自習時間兩次的練唱，是我最快樂的時光。

因為可免去參加枯燥不自由的兩小時晚自習，又可去音樂教室開懷唱自己喜歡的歌，何樂而不為呢？這是一個混聲四部的合唱團，我唱的是女高音部，由高年級的學長姐擔任團長和指揮及各幹部，一直到五年級時，我也榮任女高音部的部長了。來參加合唱團的幾乎清一色是音樂組的學長姐或是將來要選讀音樂組的同學。我們在這個園地裡共同耕耘學習，向指導老師和學長姐們學到了歌唱技巧、音樂理論及音樂常識，也讀了不少有關音樂的書籍。每年固定參加音樂比賽都榮獲優等甚至特優的佳績。而最讓人雀躍的，莫過於是包遊覽車到台北國父紀念館去看歌劇表演，那是音樂界歌劇之父，曾道雄教授導演的莫札特歌劇《費加洛婚禮》和《魔笛》。每當車子疾行在當時剛造好的高速公路上時，我們的心也跟著飛揚起來，我們擁抱著各自的夢想，透過車窗看到了美好的未來！

初試啼聲

從小就愛唱歌的我，終於夢想成真，考上了台中師專，選讀了音樂組。在專一就開始參加合唱團，到四年級時才正式拜師學藝，我的聲樂啟蒙老師是林瀛鳳老師。老師一聽我的聲音就誇音色美，是唱歌的好材料，於是每週一次的聲樂課程是我最盼望的時光。但為了籌學費，我本想先放棄學鋼琴，所幸鋼琴老師黃瓊鳳老師，她不收我的學費，要我好好唱歌之外，也別忘了練琴。在專五上學期，我報名參加了中華民族歌謠競賽，初試啼聲即展露頭角，榮獲優勝，入選參加複賽、決賽。但可惜的是比賽日期竟與為期兩週的外埠教育參觀活動衝突，於是只好放棄了。五年級下學期，百花齊放的三月天，在林老師的鼓勵及指導之下，我又參加了台中縣（現在已併入台中市）音樂比賽，榮獲女聲獨唱第一名，就在四月初放完春假，要到高雄市參加決賽時，卻因感冒鎩羽而歸。

在教書的第一年下學期，台灣省政府教育廳教師福利委員會，開始辦理一年一度的教師鐸聲獎歌唱比賽，全省依地域分為北中南三區，由各縣市初賽中，遴選第一名參加複賽，各區的第一名再進入總決賽，依比賽成績頒給獎盃及獎金。這對於愛唱歌、好表現的我來說是個磨練的好機會外，也可一展長才。當時自我期許甚高，初賽時卻只獲得第三名，無緣再參加複賽、決賽，這給了我很大的打擊。後來，在大姊的鼓勵之下，我終於走出陰霾捲土重來，繼續參加了第二屆、第三屆及第四屆，但最好的成績也都只落在複賽第二名，始終無法進入決賽。接下來，因罹患紅斑性狼瘡，這些活動不得不停擺。

暫別教職三年半之後，重返校園，回到工作崗位。那時已請調至台北縣（現在的新北市），在一個偶然的機緣，認識輔大音樂學系的教授林玉卿老師，又開始學聲樂，重拾唱歌的樂趣。老師知道我身體狀況不是很好，但她希望我藉由歌唱，鍛鍊身體、提升肺活量，她還鼓舞我繼續參加鐸聲獎歌唱比賽，自我砥礪。因此，我終於榮獲民國八十五年第十四屆教師鐸聲獎初、複、決賽第一名的佳績。

當時，我任教的板橋信義國小，陳校長秀枝還在朝會時跟全校師生公布這好消息，川堂上還貼出紅色海報祝賀，家長會也送了一個大紅包。至今，那紅包袋我還珍藏著，不捨丟棄呢！

教學生涯

比起現在的孩子，早年物質生活是沒有他們富裕，但我們的工作機會遠比他們容易多了。尤其是師專五年的師資培育，畢業即就業，省政府教育廳依我們在校成績的*T分數和個人志願，八所師專應屆畢業生統一*分發就業，成績好的大多分發在市區或選擇離住家近的學校；成績排在較後面的同學，就只好外派到其他偏遠的地方，最遠不過是澎湖、金門等地。但至少都有工作保障，我的成績遠不如大姊，無法分發至台中縣，卻分發至苗栗縣。當時填志願時，也不知怎麼填的，心想離台中最近的縣市，往北一一填下，苗栗、新竹、桃園。還記得是民國七十一年七月二十四日，那天收到分發通知單，有如晴天霹靂般，我簡直無法相信。媽媽也一籌莫展，叨念著：盼了五年，希望妳能回家來住了，卻又要到他鄉外地去。倒是三妹開玩笑地說，二姊去那兒說不定會碰上她的白馬王子呢？

八月一日到苗栗縣政府公開作業，縣府開的缺，按成績先後上前撕榜，我成績是第二名。但看來只能選擇西湖鄉的一所小學—瑞湖國小。九月開學後，雖然學校有提供住宿，但因宿舍只有我一人住，安全考慮之下，我選擇在南苗租賃房子。每天一大早就得要出門搭公車，車程要四十分鐘，下車再騎腳踏車到學校。那是一個只有六班的小型學校，我擔任三年級級任，班上只有十二個小朋友，正好是六男六女。有一個陳姓男生，從小一開始就未曾乖乖在課堂上認真上完一堂課，每天在校園裡到處閒逛，老師和行政人員也拿他沒辦法。或許是我的魅力使然，還是他仁兄哪一條神經想通了，在我的鼓勵及友善招呼之下，他竟然願意進教室乖乖坐下。由於前兩年的學習是一片空白，只能慢慢地從注音符號開始教他，但他仍一直無法進入好的學習狀態，只能畫簡單的圖。每次將他畫的圖貼在教室公佈欄上，他就高興得合不攏嘴。鄉下的孩子純樸無華，有的男孩子還打著赤腳來上學，不是沒鞋穿，而是捨不得穿，拎在手上，深怕弄髒或破舊了，到學校穿一會兒又脫下它。

徐文曜校長是這個學校的大家長，他有很好的教育理念，為培育多才多藝的學生，每天安排不同的課間活動：星期一做體操，星期二跳土風舞，星期三背唐詩，星期四跳繩，星期五踢毽子，星期六說故事。但生性害羞的孩子們，加上大部分家教嚴謹保守，所以也都不敢勇於表現自我。除此，徐校長還鼓勵各班創作童詩，一年下來他們的詩作都有了輝煌的成果，對於投稿入選拿到獎狀，和作品被張貼在川堂布告欄上的同學們，大家都投以羨慕的眼光。

我每週奔波於台中、苗栗間，平時上班，假日回到台中，還有一批鋼琴學生得要一對一教學，這佔據了我的假日時光。除此，我仍得挪出時間去上聲樂課和鋼琴課，以充實自我。就在下學期開學不久，連續八十天的下雨日子，感冒一直未見好轉，反而變本加厲，成了鼻竇炎。脖子右側一排淋巴結腫大，起初醫生還以為是癌症先兆，要切片檢查。幸好，以內科治療，加上每天熬煮中藥喝，大約兩個月後才算痊癒。下學期經人介紹，已搬到了一位楊醫師的家裡擔任家庭教師，每天下班後督促他們分別就讀一、二年級的女兒做功課解問題，也為自己再添一筆收入。忙碌的日子時間飛快，時序已進入夏天，一年的教學生涯也將告一段落，母親一直打聽看有沒有辦法請調回台中。後來，那個暑假我順利請調回台中縣，但仍分發至離家較遠的地方，是在大肚山上的一所中型學校—瑞峰國小。在那個交通還不是很方便的年代，轉乘兩趟公車下來，到校大約要一百分鐘，所以還是在學校附近租房子住，這次是住在一位家長委員家裡。

大肚山上一片紅土，我住的地方，每天都可欣賞美麗的夕陽，好不愜意！由於住在學生家裡，每天有溫柔賢淑的林太太，為我和另一位同住的潘老師準備晚餐，可免去外食的不方便。飯後，我一樣擔任林家的家教，負責看他們就讀六年級的兒子功課，這男孩聰明好動不愛念書，小六就能開他父親的工作卡車。林家的四個女兒長得標緻清秀，也都勤奮好學。每次林太太總是耳提面命，要她們認真念書，將來也能當老師。

這次，我擔任五年級導師，另外還要帶領合唱團，學校的音樂活動幾乎由我一人包辦負責。一早七點就到校指導合唱團的練習，中午及放學後，學生又留下來加練，一個學期下來，學生確實進步了很多。就在訓導主任託以重任的比賽前夕，我卻病倒了，這一次患的是「甲狀腺機能亢進」。我因病得住院治療，本來台中榮總的醫師，已安排開刀日期。但在開刀前夕，我家的祖先牌位卻「發爐」燒了起來，依據傳統經驗一定是有大事情，於是爸媽十分緊張地擲筊請示一番，說是我不宜開刀，所以才轉診到台中醫院。村子裡有一位熟識的林姐姐在台中醫院擔任護士，正好可就近關照。主治大夫也姓林，是一位經驗豐富又具仁心仁術的名醫。我向他抱怨：住院無法彈琴，好似被囚禁一樣。他竟然答應我每天可請假一小時，到他位於民權路的住家彈鋼琴。一個月之後，終於可以出院了，但學期也將結束，迎接的是學生的期末考和學期成績作業。

好強的我因病住院無法帶領學生去比賽，總覺得愧對學校，於是下學年更加努力練習，想要旗開得勝一鳴驚人為校爭光。在學校行政單位的努力配合之下，我們終於榮獲區賽第一名及縣賽第三名的佳績，打破了學校往年的紀錄。這樣的成果也為我爭了一點積分，以利將來好調動。畢竟還是離鄉背井，爸媽總是翹首盼望著我回家住，也好照應。

機會終於來了，就在下學期三月中旬，我參加了台中師專附小的教師甄選。每天忙忙碌碌，根本無法專心念書準備應試，但試教，卻為我開了一條生路。據說當時教務處粘主任極力推薦要錄用我，就這樣我進到了離家十公里外的附小任教。剛開始接一位退休老師的缺，擔任二年級及六年級社會科任。學期結束之後，我和另外一位同期新進的吳老師，被分配到低年級擔任導師。我們兩位都是菜鳥，學生的考試成績比起其他三班總是殿後，原因是：我們教學不得要領。後來我們努力請教前輩，積極改進教學方法，成績果然迎頭趕上。由於我一直打算在教學滿五年之後，申請保送師大音樂系就讀，所以在下班後，仍忙碌地教鋼琴、練琴、練聲樂、參加比賽，真的毫無時間休息。在附小任教兩年半之後的暑假，我又病倒了，強迫休息，還差點兒丟了工作，離校三年半後才又重拾教鞭。

＊T分數是一種標準分數，標準分數是以受試者分數高於或低於平均數幾個標準差來表示他在團體中的相對地位。

＊台北市立師專自行分發在台北市或其他縣市。

嫁爲人婦

三妹的話一語成真，我果然在苗栗教書時，遇到了我的白馬王子。起初，爸爸媽媽不是很同意這門婚事的，他們深怕我嫁到客家莊，一句客家話也不會講，婆媳相處有困難，況且客家人生性節儉，勤苦持家，日子不好過。外子是我在苗栗教書時的同事，剛退伍時他理了個小平頭，看起來不像老師，倒像個鄰家的小弟弟，他和我同一天到學校報到，任教五年級，我則擔任三年級級任。由於學校行政部門將很多工作都交由我們兩人一起負責，就這樣近水樓台先得月。在苗栗任教一年之後，我便請調回台中，爸爸媽媽希望從此可擺脫客家男孩的追求，要我嫁給一位世交的中醫師。但那個深情款款的客家男孩，卻每週來台中看我。我教鋼琴沒時間理他，他就在台中火車站對面中正路上的大眾書局裡，待上半天一天的，等教完鋼琴學生，再去和他約會。

他總是靜靜地聽一堆抱怨，安撫著我一週來工作上的壓力和不愉快。

他在家排行老大，師專三年級時父親便罹患癌症過世，屋漏偏逢連夜雨，貧困的家庭頓時失去了依怙。後來，靠著母親開柑仔店撐起這個家，還了一大筆債務，又蓋了新瓦房。爸媽雖然心知肚明我這一嫁過去，捧人的飯碗，一定是辛苦，但仍敵不過愛情的力量，還是答應了。

我們在認識後的第五年結婚，由於兩人分別在苗栗和台中教書，所以我仍然住在娘家，假日再回苗栗。學期結束後，我要外子去參加台北市教師甄選，到台北市教書，也好就近到師大進修，可免去每天從苗栗搭車到台北舟車勞頓的日子。我請調台北市沒能如願，仍繼續留在台中師專附小任教。兩人距離更遠了，只能靠魚雁往返和每天晚上的電話聯繫。每到週末一南一北地回到苗栗才能再度相聚，聚少離多的日子，教人煎熬！尤其對於一個新婚即懷有身孕的少婦而言，每在夜深人靜時偷偷地掉眼淚，不敢讓父母和妹妹們知道。

因急著要有自己的房子，課餘兼教鋼琴是增加收入的好辦法。於是，下班後我騎乘山葉機車，挺著便便大腹，到學生家裡去教鋼琴。為了趕時間，機車速度飛快，肚子裡的胎兒便開始手舞足蹈了起來，似乎抗議地吶喊著：「媽咪小心點，您可騎慢一點，安全重要呀！」

喜獲麟兒

一九八七年一月二十七日，是我人生中一個很重要的日子，那天學校舉行結業典禮，寒假即將開始。由於再過兩天就是春節了，挺著大肚子的我，腰酸背疼極度不舒服，無法自己回苗栗，只好請外子來台中帶我。他從台北下來，陪我搭火車回苗栗，準備過年。但在車上，我越發不舒服了，腰腹痠痛到不行，但仍撐著回到婆家。回去之後，只能在床上翻來覆去地滾著，此時肚痛如絞，於是打電話給婦產科李醫師。他聽我描述概況，初步了解，直說：「看樣子妳是要生產了，妳得趕緊到醫院來呀！」

天啊！我是在台中的中國醫藥大學附設醫院看診的，大過年的趕回去，恐怕不容易吧！於是，我們僱了一輛計程車，怕塞車不敢走高速公路，改走省道，經過銅鑼、三義、后里、豐原要到台中。一路上我疼痛難耐，直咬外子的手，那司機見狀不妙，便道：「小姐呀！三義有醫院，妳要不要在三義生？」我迅速地回應了他：「不要，我要到台中！」車行到后里時，他又說道：「后里也有綜合醫院，妳也可以在這裡生呀！」我斬釘截鐵地說：「不行，我還是要去台中市！」車子轉到了豐原鎮上，無心欣賞窗外的車水馬龍，一心只想要快點趕到台中市區。在這千鈞一髮之際，我心念一轉，做了決定。要外子下車問問哪裡有公保醫院？路人告知：前面右轉即有一家。外子和司機急忙扶我進到醫院門口，醫生見狀，要我趕快躺下，沒想到進產房不到二十分鐘，嬰兒已呱呱落地。為我接生的可是鎮上有名的劉醫師，他在這婦產科已服務多年，很多準媽媽都指定看他的門診。沒想到我竟如此幸運，再拖個一時半刻，胎兒就會吃到胎便，而且臍帶已繞頸三圈，難免會發生意外。臨床服務的護士說：「這孩子定是大富大貴之人，選擇在年夜飯前夕出生，趕著出來領紅包呢！」外子打電話回去告知婆婆時，正是家家戶戶敬拜天公的夜晚，鞭炮聲不絕於耳，好似迎接這李家娃兒的誕生，也為李家喜添人丁而普天同慶！

第三篇

柳暗花明

病情緩解

在歷經將近三年的時間，民國七十九年春分之後，我的病情稍有緩解。民國七十七年九月，我在行政單位上班。剛開始從一樓要上三樓辦公室，走樓梯都顯得吃力，氣喘如牛，需停頓多次才能到達目的地。同仁人員們都相當體恤並照顧我，分擔了很多工作，希望我的工作量別太繁重，壓力不要太大，按時服藥，身體自然會慢慢復原。果然在兩年的工作中，我終於可以放慢腳步，去迎接每一個新的日子，面對新生活。雖然服用類固醇的副作用，造成臉部仍然浮腫，但手腳已能自由活動，也不再昏倒。在榮總蔡肇基醫師細心治療及精準地開立處方箋，類固醇劑量已能遞減。

這從未見天日的黑暗地窖中走出來的臭皮囊，終於可以自由地呼吸新鮮空氣，如此清新、這般可貴！回想那些在醫院進出的日子，徬徨無助，怨天尤人，一步步接近死亡的邊緣。但死亡之神終究還是放過了我，因為還有健在的父母，總不能讓他們白髮送黑髮；還有甫出世不久的孩子，他正渴望著母愛的滋潤；還有體貼入微的先生，我們的人生才剛起步，還要攜手共創美好的未來呀！還有關懷我的師長、兄弟姊妹、同學、同事們，一雙雙溫暖的手正張開著，等待我的熱情擁抱呢！

是的，我從冥河邊界，繞了一大圈回來了，像是打了一場勝仗那般理所當然，那樣光榮，我沒有被病魔打敗！感恩上蒼垂憐，這是給我的人生功課，必須好好修煉。這病是不可能痊癒的，只能暫時緩解，等於老天再給我一次機會，必須好好把握，不能再疏忽健康了。

藥補不如食補，我開始從飲食上調整，吃得清淡、不吃會引發過敏的海鮮，避免油炸物或吃垃圾食品，盡量少外食。有空就往國家兩廳院跑，看表演，以紓緩緊張情緒。皈依佛門多年的母親，要我經常禮佛、拜懺及打坐，藉由這樣的心靈洗滌，身心已逐漸獲得平衡，睡眠狀況也改善了許多，精神體力都能日益好轉。感謝眾緣和合，我終於找回了自己！

重拾教鞭

在離開校園三年半之後，我終於銷假上班，懷著既興奮又緊張的心情，也像是初入社會的新鮮人那般，終將再站上教學舞台，再次展開我的教學生涯。

民國七十六年七月發病之後，那時還在附小服務，請了一年病假，第二年，附小的張校長已同意我借調行政單位服務。七十八年暑假也順利考進台北市任教，分發至南港國小，七十九年九月借調期滿歸建，回校服務。感謝長官們都能照顧部屬，體恤我的困難。民國八十年二月下學期開學，我終於正式回到學校教書了。我在南港國小擔任二年級級任，全班人數四十八人，當時的南港地處台北市郊，不似市區的繁榮，學生家長大多數為工商階級，算是小康人家。低年級的課程是我最熟悉的年段，以前教育實習和在附小都曾任教過二年級，很快地就能進入狀況。雖然每天一大早，得趕六點四十五分的平快車或七點的自強號，從板橋搭車到南港，但人生有了新目標，生活有了重心，教學又是我歡喜做甘願受的工作，是何等幸福美好呀！學校行政單位也體諒我的奔波及考慮我的病況，特別同意可以不用擔任導護工作，這也可減輕一大負擔。

南港的校園純樸，學校的美化綠化做得很好，在當時可是首屈一指。同事們相處融洽、彼此照應，我雖是新進教師，但也都能適時地給予協助。學生們守規有禮、認真學習，所以教學工作非常愉快。本來小朋友們都期待我能繼續帶領他們上中年級，但外子和婆婆終究捨不得我日日如此奔波、早起趕車班，所以就請調到台北縣（即現今新北市），奉派到了板橋的忠孝國小。忠孝國小是一個大型學校，全校約一百一十個班級，因教師超額，學校裡每個老師的任教時數相對減少，我擔任音樂科任教四年級；一星期只有二十堂課，不用當導師，也可減輕課業壓力，只要按進度教學即可，行政工作則是協助指導節奏樂隊社團。一年下來輕鬆愉快，富成就感的教學工作將告一段落。由於我是新進老師，因教師編制超額，只好被分派到鄰近的新學校信義國小。信義國小校地介於板橋與土城交界處，校舍有四棟，前兩棟屬於板橋，後兩棟則屬於土城。有時，我也可以從住家步行到學校上下班，大概有一公里的路程。

信義國小年輕老師居多，是個有活力、有創見的組織團隊。在歷任蔡義祥校長、陳秀枝校長、張振昌校長以及洪武吉校長的積極努力之下，校務蒸蒸日上，無論在語文教學、體育競賽、音樂活動各方面都能做到德智體群美五育兼備。我在信義國小除了擔任音樂科任之外，還得負責合唱團的訓練及鄉土語文競賽指導。時光荏苒，十一年之後，在愛與夢想的呼喚之下，通過研究所入學考試，我申請留職停薪三年，暫時離開教職，於二〇〇三年九月到國立台北教育大學音樂研究所進修。

夙願以償、音樂系進修—圓夢之一

初任教職時，一直夢想在教學滿五年之後，要申請保送師大音樂系就讀，一圓音樂夢。但結婚之後的新生活加上罹患系統性紅斑狼瘡，我不得不放棄這多年來的夢想。然而在生病數年之後，終露曙光一掃陰霾，身體病況總算漸漸緩解穩定了下來。這時，那埋藏多年的心願，又再度萌發，總有一股聲音要我再去試試，敲敲音樂殿堂的大門，到裡頭去一窺堂奧吧！保送師大的途徑，因師專升格改制為學院之後取消了，而接續的進修管道則是師院紛紛成立了進修部，在職教師可利用暑假到師院進修，取得大學學位。我終於在民國八十一年暑假，順利考取了國立台北師範學院（即現今的台北教育大學）音樂教育學系就讀。

當時尚未有捷運，酷熱的暑假，每天得從板橋搭火車到萬華，再搭計程車到台北市和平東路三段的國立台北師院進修。到達目的地之後，早已滿頭大汗。我主修聲樂，總是先到琴房去發聲練習，唱幾首聲樂曲，再開始一天的課程。課程大都密集排在週一到週四，以便中南部遠道而來的同學們週五返鄉。這一屆已是師院暑期進修的第五屆了，所以同學們大多剛畢業不久，相較前幾屆學長姐們年輕，我算是班上最年長的，因此他們都稱呼我為大姐。我們的導師是人如其名、謙和可親的陳老師學謙。導師知道我們每天都趕著來上課，還特別叮嚀安全第一。北師校園不大，但頗富人文氣息，還保留日治時代建築的禮堂是一大特色。當年我們上課的教室，就座落在禮堂旁邊的音樂館。

除了音樂系相關課程之外，我還選修了憲法、民法、班級經營、電腦、體育、教學原理、哲學概論等看似枯燥乏味，卻有豐富內涵的學分。或許是天氣炎熱難耐，還是太久沒當學生，終究有些支撐不了。在上了一週的課程之後，得了帶狀皰疹，又住進了台北榮總。那痛不欲生的感覺，如火燒、如電擊，除了吃藥，最後還是打了嗎啡才減輕疼痛！一個星期後終於出院，又返校上課去了。為了避免路途奔波辛苦，還是別省錢就直接搭計程車上學，一趟大約二百五十元台幣。

從小好學如我，能重新回到校園當學生，自是一樁既難得又令人興奮的事，兩個月的進修，很快地告一段落。接下來又開學了，需要轉換身份，重返工作崗位上，繼續我的音樂教師生涯。

第二年暑假，似乎比較能適應，感覺應付自如，每天練琴、唱歌、讀書、寫功課，生活既充實又愉快。但到了第三年因懷有身孕四個月，舟車勞頓加上課業壓力，總是有些難熬，還曾經考慮過要不要休學？還好，任課老師都能體諒，鋼琴郭長揚教授和聲樂姚和順教授對於我的進度也稍有彈性。第四年學分相對修得少了，我們的重心都放在畢業音樂會。這回我們打破傳統，演起歌劇來了，在林玲珠教授的指導之下，我們演出莫札特歌劇──《可愛的牧羊女》。有幸，我被選上飾演劇中女主角──巴斯蒂安娜；小我六歲的原住民男高音高理忠同學飾演男主角巴斯蒂安；魔術師則由畢業於嘉師的男中音施金農飾演；其他同學分飾女伴和男伴。經過一個多月的密集排練，終於在一九九五年八月十日晚上七點半粉墨登場了。教授們對於我們的演出都有口皆碑，一致讚賞。沒想到這群來自不同縣市的在職音樂老師，僅用短暫的進修時間排練，就能有這麼優質的演出。而這絕無僅有的一場演出，也給我們帶來畢生難忘的經驗與紀錄，如今回想起來猶歷歷在目，恍如昨日之事，卻已過了二十年有餘。

再添麟兒

歷經結婚、生育、罹患系統性紅斑狼瘡，歲月如梭，已過多年。這些生病、養病的日子裡，雖曾想要再有第二個孩子，但始終不敢奢望，婆婆和先生考慮我的健康狀況，都說已有一男丁，李家有後可以了！但老天終究還是很眷顧我，在民國八十三年四月，得知有孕的當下真是憂喜參半。喜的是家中有新成員，瑋兒將升格當哥哥；擔憂的卻是身體狀況是否能負荷？外子不贊成我將孩子生下，直說這太危險了。因為紅斑狼瘡患者，懷孕極有可能病情再度惡化，況且還在服用類固醇和免疫抑制劑，對胎兒恐有不利的影響。左思右想不知如何是好，我母親站在佛教的立場，認為這孩子跟我們有緣，就該生下。幸好，主治醫師蔡肇基主任，評估我當時的身體狀況，還打包票說沒問題，只要跟婦產科醫師密切配合，定期回醫院就診檢查並且調整用藥，一樣可以生下健康的寶寶。當時，蔡主任幫忙找了他的好同學——李發焜醫師準備為我接生。

於是，我彷彿又回到了當年初為人母的喜悅，每天數著日子，期待新生命的降臨，並且還希望這胎是個女孩。但懷胎十月的日子可真不輕鬆，因為每天得密切觀察身體是否有異樣，還擔心這小孩會不會因我服用類固醇而有後遺症，甚至還怕會不會是個唐寶寶呢？這許多的疑慮，只能靠著信仰，祈願諸佛菩薩加被於我，順利產下健康的孩子。就在懷孕五個月的某一天，正值在師院進修的日子，是個炎熱的星期二下午，我照例到婦產科門診做定期追蹤檢查。每個準媽媽都和我一樣，臉上洋溢著幸福的笑容，在國泰醫院這輕鬆溫馨的粉紅色空間，顯得特別美麗動人。但看完門診之後，燦爛的笑容頓時消失了。因為醫師說我的胎兒極有可能患有先天性地中海型貧血，嚴重的話將來也許要長期輸血或做骨髓移植，建議我和外子到台大醫院做進一步檢查，看父母是否為帶因者，或者還得看兩人是否為同型？一人是α型，另一個人是β型，則較無妨；若兩人同型，麻煩可就大了。

我像是一個洩了氣的皮球，回到學校的路上，心裡一直忐忑不安。我拖著沉重的步伐，走在校園的花徑，無視於往日兩旁花木的青翠。低著頭，心裡吶喊著：「不會的，這小孩不會是來受苦的！」外子終於答應，陪我到台大醫院做進一步檢查。這天，他一直悶悶不樂，沒有往日的開朗和笑容，彷彿早已料到會有這等麻煩事。幸而檢查報告很快地出爐了，醫師說還好，只是先生有地中海型貧血，母體並未帶因。這天大的消息，好似一個被誤判的犯人無罪獲釋。為確保胎兒是否健康，後來又再回到國泰醫院做了羊膜穿刺檢查，所幸一切平安無事，終於要期待著新生命的降臨了。外子陪著我，採買新生兒的衣服、奶瓶、奶嘴、娃娃床、學步車等，雖然已是第二胎，但一切需要重頭開始，因為我們早已將之前的設備統統送人了。

每天，我仍踩著愉悅的心情，到信義國小教音樂。天真的小朋友總是好奇地過來摸摸老師的肚子，男女生搶著猜是弟弟或妹妹。我一直以為這胎是女娃，經超音波檢查確定是個男孩，或許是角色期待使然，這娃兒生下來之後，果然秀氣、溫文儒雅。

民國八十三年十二月八日晚上，我還到國家戲劇院聆賞歌劇《杜蘭朵公主》，因距產期還有將近二十天，不疑有他。豈知，聆賞完歌劇回來的晚上，我竟如歌劇中的女主角一樣，公主徹夜未眠。羊水嘩啦啦地流了滿床，於是我馬上收拾細軟，外子趕緊叫了計程車，我們奔向位於台北市仁愛路四段的國泰醫院。年輕的司機，掌握著熟練的方向盤，三更半夜的路途上，竟然十五分鐘就到了急診室。婦產科醫師真不是凡人，小孩專挑夜深人靜來報到，他們還得隨時備戰。很快地，婦產科李醫師和蔡主任現身在急診室，評估了我的狀況之後，交代其他護理人員做了一些應變措施，等著迎接新生命的到來，手錶指針指著清晨四點整。因為我的白血球太少，血小板也不足，所以不適合剖腹生產。若羊水已破，胎兒應該很快就出來了，但這娃兒就是不出來，是害羞嗎？還是想在母體裡多待一會兒？一直等到下午，他終於降生了！感謝老天，一切順利。嬰兒四肢健全、哭聲洪亮，不過出生體重只有兩千五百六十公克，是小隻了點，但是比起瑋兒的兩千兩百五十公克是有長進了。

客家媳婦的光榮

國三上學期末，因中風而行動不便的奶奶，經常需要我幫忙。她總是心疼功課繁忙的我，常對我說：「以後要給你嫁個好尪婿！」沒想到這隨口而出的話語，就這樣一語成真，應驗了！我因分發到苗栗教書而認識了外子，進而相知相惜，結為連理，他果真是一個好尪婿。苗栗的同事和學生們都是客家人，他們平時的對話，除了國語之外，也常用客語交談。但我一點兒都不想去聽懂，也沒興趣學習，一心一意只想這一年趕快過去，就要調回台中；然而緣份終究跑不掉，真的嫁給了客家郎。

剛結婚那一年暑假，我陪同先生住在婆家，與婆婆、小姑和小叔們朝夕相處頗為融洽。喜歡說故事的婆婆，總是常對著我說起李家的過去及李家的種種。說起以前公公是怎麼生病而往生的；她年輕時如何擔待這一切；她少女時代到台北幫傭，幫忙一位台大醫師照顧家務事。我漸漸覺得客家話不難懂，有些語音像閩南話，有的像國語，這啟發了我的學習興趣。於是我從聽開始入門，慢慢地自己也揣摩怎麼說。我總會自己模擬一個情境，想出一些會話。例如：「今天天氣很好。」我會問先生怎麼說？經他指導之後就學會，就這樣也不怕人家取笑，便大膽開口說了起來。漸漸地，我也能用客語與婆家人做簡單會話了。婆婆特別喜歡跟我聊天，也許是她找到了一位好聽眾。每次透過與她對談的機會，都是學客語的最佳時刻，有些不會表達的，我就用國語代替。沒想到，一個暑假兩個月下來，真是有七八分像樣了。尤其，那客家民謠也成了我學習的教材，透過唱客家歌謠對客語的學習更是相得益彰。鄰里的鄉親朋友到婆婆的柑仔店，來買個茶、米、油、鹽、醬、醋、茶等，我也會幫忙。他們總是豎起大拇指跟婆婆說：「汝＊薪臼按會說客家話呢！」這一正增強，使得我更有興趣，更有信心，用客語與人交談了。爸爸總是笑我說：「是口水吃多了，就會講」。每每有人問起，怎麼會說客家話呢？我總是回答：「因為當初怕人家說我，聽不懂而鬧笑話，或被罵了還傻傻地說謝謝，不是太糗了嗎？所以要學會它」。

民國八十四年三月到六月，我參加了台北縣教育局委託莒光國小舉辦的客語研習，利用每個週三下午兩個小時的研習，拿到了四十小時的研習證書。當時任課的邱善雄老師，還邀請我到中廣寶島網，上他的節目接受專訪。光陰似箭二十幾年過去了，這些日子以來，我總是把握可以學習客家話的機會，參加了很多研習活動。加上政府漸漸重視鄉土語文教學，分別將鄉土語言列入國語文競賽項目之一，自民國九十學年度實施九年一貫課程教學活動，也將鄉土語言列為正式課程之一。因此，我奉派擔任了鄉土語文競賽的評審及指導老師，屢創佳績，就在這樣教學相長的機會及互動當中，成長了許多。也開始勇於參加演講、朗讀及詩詞吟唱比賽，乃至於客家歌曲的競賽和演出活動。民國八十五年六月榮獲台北縣客家歌曲比賽教師組第一名；八十六年獲台北縣客屬文化協會舉辦的客語趣味故事比賽第一名；民國八十七年參加客語演講比賽也獲得第一名；八十九年分別獲得朗讀第一名；詩詞吟唱縣賽第一名及全國賽第二名；九十一年獲行政院主辦客語演講比賽最佳台風獎；民國一百年九月獲國語文競賽客語朗讀教師組區賽第一名、縣賽第五名。比賽只是給了自己一個檢定的里程碑，透過比賽也是積極學習的最佳途徑。先生和婆婆也因此更加肯定我的表現，累積了這些經驗，都是我的資糧。

原本就喜歡唱歌的我，因有客語基礎，學習客家歌曲更是得心應手。民國八十五年五月開始參加台北縣客屬文化協會所組織的合唱團，每週一次的練習。在呂錦明老師的指導之下，學到了很多經典的客家歌曲，也對客家文化有更深入的了解。每次合唱團成果展演或應邀演出時，老師總會安排我擔任獨唱。民國九十年還隨合唱團到大陸廣西、江西等地交流演出。民國九十二年九月到研究所進修，擬定要以客家歌曲研究做為論文主題，因緣際會之下，得以和國寶級傳統客家山歌歌后賴碧霞老師，學習傳統客家歌曲。賴老師為了傳承客家文化不遺餘力，精研客家山歌數十年，致力於客家山歌的蒐集、保存及教學。她知道我是閩南人有心來取經，願意向她學習傳統山歌彌足珍貴。她總是不厭其煩一遍又一遍地從咬字、行腔、轉韻及表情上指導我，只要有些許進步，她就很欣慰，直誇我是河洛妹仔會唱到按好，不簡單咧！北部傳統客家山歌分為：老山歌、山歌仔、平板和小調。小調有固定的詞和曲，較容易學習及傳唱；而平板、山歌子和老山歌，歌詞都是以七言四句的格式呈現，要依字行腔，可即興作詞。最難唱的是老山歌，剛開始我一直對其行腔轉韻無法掌握，後來經過多次練習，終於找到竅門了。賴老師很高興我能學習其精髓，因此，每次有示範演唱或展演時，她總是指定我唱老山歌。

在二〇一四年九月某日，我接到台中教育大學音樂系徐麗紗教授電話，邀請我與台中體育運動大學舞蹈系合作，演出客家歌舞劇——《灶》。劇中要飾演一位勤儉持家、刻苦耐勞的客家阿嬤，在一個傳統的客家家庭裡，肩負起教忠教孝的角色。接下重任之後，從二〇一四年十月中旬開始忙碌起我的戲劇生活。密集的排練，佔去了大部分的時間，成了我的生活重心。實際生活上雖然還沒升任阿嬤，但透過演戲體驗不同的角色，也是十足開心及難能可貴的。每次回娘家，總是會特別觀察我那年逾八十歲的老母親，如何走路？怎樣說話？或在其他場合，偶遇老人家，我也會特別關注她們的一舉手一投足，好好揣摩一番！

劇中除了有對白之外，我還需要演唱老山歌和平板，以增強戲劇的效果。開始出場即是平板清唱，提醒兩位孫子要家和萬事興。到了第四幕更是重頭戲，為勸勉因傳家業而鬩牆的兩兄弟和解，一把眼淚一把鼻涕地唱出老山歌和苦情平板。每次彩排或正式演出時，總是會想起我那因癌症往生的婆婆，彷彿婆婆為我加持一般。所以都能入戲十分，表現得可圈可點。

首演是二〇一四年十一月十二日晚上，在台中市中山堂，當晚座無虛席，叫好叫座，大獲好評。當然，體大舞蹈系學生的精湛演出，加上體育系的夜光龍都是賣點，但這客家阿嬤的角色融入其中，也為他們增色不少，大家都對我的表現讚譽有加。緊接著就是十二月二日到高雄至德堂及十二月九日在台北城市舞台的大公演，一樣掌聲如雷，歡呼聲此起彼落，欲罷不能，多次謝幕才散場。於是在觀眾的期盼之下，十二月十七日晚上，在台中中興堂加演一場。很多之前向隅的觀眾早就索票一空，那天雖然寒流來襲，卻擋不住觀眾熾熱的心，台上賣力演出，台下聚精會神聆賞，一樣地沸騰，再創佳績。回首這些演出的機會和成果，真是眾緣和合。我的母語是閩南語，嫁為客家媳婦之後，才學會說客家話。有了客語基礎，再學唱客家山歌，因緣際會而上台展現演講、朗讀和詩詞吟唱及站上大舞台唱客家山歌、演出客家歌舞劇。有了無數掌聲的肯定，也有了客家文化傳承的期待和使命，希望我能在這個園地上繼續努力耕耘，精益求精，更上一層。因為，我以身為客家薪臼（媳婦）為榮。

＊客語「薪臼」是媳婦的意思。

再接再厲、窺探研究所堂奧—圓夢之二

二〇〇三年四月，我終於再次鼓起勇氣報考研究所，之前二〇〇〇年及二〇〇一年都曾分別報考國北音樂研究所及南華和佛光藝術研究所。國北雖是備取第二名但終究沒被錄取，佛光及南華也摸不著邊，當時真想就此算了。但骨子裡老是覺得需要再進修，於是硬著頭皮再試一次吧！

那年正值 SARS 猖獗流行，為了準備考試，我患了重感冒。考試時戴口罩，還咳個不停，深怕大家以為我是 SARS 病患而遭白眼。一天下來的筆試，考得我腰酸背疼吃不消，心裡直吶喊：「我再也不要參加考試了！」五月收到通知，筆試已過，可參加口試。幸運之神終於降臨，沒想到我這最高齡考生，竟然還能以第二名成績，錄取於國立台北師範學院傳統音樂教育研究所（現為台北教育大學音樂研究所）。

為了要專心念書、為了圓夢，我辦了留職停薪。這一辦連續三年，每年一簽。最後，我在第三年的寒假順利畢業，取得碩士學位，而且是班上第一個畢業生。當時，要辦理留職停薪時，很多同事都替我覺得惋惜，放著一年收入數十萬不賺，跑去念書？人生有失有得，重入黌門是我最大的夢想。那踏實的兩年半，專心一致地上課、跑圖書館、跑田調、查資料、寫論文是多麼難得的經驗啊！雖然年紀不小，是班上的大姐，但我從不缺課，每次都坐第一排，上課認真，下課也沒偷懶。最是感謝先生及孩子們的包容，我一直沒辦法當個稱職的媽媽料理三餐，多少次總是以便當或簡單的煮食應付了事。幸好，先生及兩個孩子都從不挑食，煮什麼吃什麼，也沒啥抱怨，真是謝天謝地呀！

研究所上的課程都是我最喜歡的科目，尤其是台灣民歌研究及台灣戲曲研究，這兩門課都是我早已涉獵的範疇，上起課來倍感熟悉及親切。除此，有六個學分是可以跨校選修的，我利用二〇〇四年暑假修了六個學分。有三門課：一是世界戲劇概論，一是中國古典文學，還有一門是鋼琴教學研究。其中，最喜歡的是中國古典文學，這門課的任課老師是陳慷玲教授，整個暑假我們都在探討張愛玲的小說，幾乎閱讀了張愛玲的所有作品，對她也有了更進一步的認識。由於是暑假，我可以帶著就讀三年級的小兒子一起上課，愛看書的他，竟也對這門課產生了極大的興趣。還有，在研一下學期，曾師永義開了一門古典表演藝術研究，也是我收穫最多、最感興趣的科目。曾師早已是戲曲界的大老，他上課從不用PPT，有時也不用課本。滿肚子學問的他，信手拈來都是話題，偶爾也談談他個人的人生經歷及哲學感言。最是令人敬佩的是，他的為人豪爽及有容乃大，對後輩的提攜，更是功不可沒。

當然，在研究所這兩年半，我也遇到了一些挫折，還曾質疑自己幹嘛來受罪呀！首先，是所上有位嚴厲的教授，總是在我做報告發表的時候，隨時喊卡，指正這裡不對，那裡不好，那種當場被澆冷水的感覺真不是滋味。除此，各科得要經資格考通過，才能提論文計畫，還要在相關研討會上發表論文才能畢業，林林總總，叫人退避三舍。

但，想想好不容易終於考上，還辦理了留職停薪，總不能就此罷休，還是咬緊牙根撐了過去。寫論文時，原本想做的論題是客家音樂相關研究，打探得知苗栗有一張先生手上擁有很多影音資料，甚是欣喜！但當我登門拜訪想要索取時，他卻開價要新台幣六十萬元。於是，指導教授呂鍾寬老師，要我改論題，別作這門了。幾經與指導教授琢磨討論，最後決定以《臺灣佛教水懺儀式音樂研究》為論題，擬定題綱開始寫作。

在生病最嚴重的時候，正好有機會親近佛法，每天早晚課誦及定期參加法會，成了我的生活重心及精神寄託。而第一次參加水懺法會的禮拜，是我剛懷上第二胎的第二個月，亦即民國八十三年五月開始，固定於每月的第一週週日，參加佛光山板橋講堂的水懺法會。直到論文完成時，正好將近十二年。寫作論文時，除了上圖書館查詢相關資料，還要實地田調，所幸法會流程已十分熟悉，也多次親自參與，加上法師們都能解答我的提問，一切進行相當順利。可是我打字太慢，只好拜託外子及長子。平時一個人關到圖書館，將資料加以彙整用筆書寫，逢假日時則全家出動，他們忙著幫我key in資料，再列印下來由我校對，有錯字立馬訂正。蒐集來的水懺音樂樂譜，我一樣先將譜子採記在紙上，先用簡譜書寫，再請長子利用軟體打成五線譜。就這樣七手八腳，論文計畫是在二〇〇五年四月提出，同年的十二月論文已書寫成冊準備參加口試。十二月十六日下午口試當天，口試委員某教授就評論了一個小時，他說得我不知所措，結束時我去廁所哭了好一會兒，還是過了。回家修改論文，一個月後，再提送到研究所辦公室。當我將論文再次遞交給某教授時，他總算給了我一句肯定的話：「這樣做就對了。」我彷彿打了一針強心劑，放下那心頭上千斤萬石，終於可以畢業了。我在二〇〇六年一月，順利取得音樂碩士學位文憑。

我有一個夢，一個蟄伏多年的夢；這是當年報考研究所書寫自傳時，開頭的第一句話。是的，我有一個夢，一個多年來一直想完成的夢想，我終於追夢成功！

氣功拳法養生

自從罹患紅斑性狼瘡之後，周遭就有很多親朋好友介紹偏方或是健康食品。有時盛情難卻，不知怎麼拒絕，為了不傷彼此感情，只好花錢買了一堆不需要的所謂健康食品。剛開始會吃一點，但久而久之也就麻痺了，好像吃不吃也沒什麼差別。還有一些熱心人士，要我練瑜珈、練氣功、練太極拳。但好似緣份一直未到，所以就當馬耳東風，日復一日地依然故我。直到二〇〇四年八月在好友曉青的邀請之下，報名參加了她在北投練瑜珈的團隊，每週四下午兩個小時的練習課程，剛開始筋骨僵硬，老師要求的動作，我完全無法到位。但練完之後，十分疲累，在搭捷運回程中，眼睛一瞇就睡著了。這樣的練習課程持續了一年，後來因在研究所進修，上課時間有所衝突只好作罷！如今回想起練瑜珈的那一年，還真是未曾感冒。

二〇〇九年七月，一個炎熱的午後，在捷運西門站附近的梅門客棧用餐當下，有一位長得英俊瀟灑、文質彬彬的年輕人，過來和我打招呼，並向我介紹氣功養生——就是李鳳山師父所創的平甩功。他說梅門客棧正是李師父為接引大眾吃素養生所建設。他在這道場出入已有多年，約莫大學時代就開始親近了。到了這兒吃素、練功，身體比以前更好，也親眼目睹了很多師兄師姐們找回健康，他建議我不妨也來體驗一下。於是，過了兩天正值週六，我真的依照指示穿著寬鬆的服裝，抱著姑且一試的心情去參加了團練。開始先半小時的靜坐，然後就用雙手按摩自己的腹部、膝蓋、鼠谿部，接下來便起身開始練平甩功。兩腿平放與肩同寬，手部平舉，先甩四下，第五下往下蹲，再重複動作，如此甩個大約十五分鐘，再慢慢自然停下來然後收功。一天可練多次，至少早晚各練一次。或許這功法簡單容易操作，我並不排斥，很快就學會了，而且又不受時間、空間限制，隨時隨地只要不妨礙他人為原則，都可以練習。我報了第一期養生氣功，每週六上午十點準時到了梅門客棧的樓上報到，參加團隊練習。除了平甩之外，後來還依序傳授了高甩、側甩、拍肩、拍背等功法。一套練下來，至少要半小時。一個月過後，我到花蓮玉里拜訪三妹，三妹見我氣色變好，甚是歡喜，究其原因果然是練功有效。於是，我繼續維持每天練習，週六到梅門道場參加團練，第一期養生功結束之後，緊接著報名第二期、第三期，到了第四期，已經是要練太極拳了。果然持之以恆的練功，對我而言是有幫助的。轉眼間已十年有餘，後來搬回台中，就沒再去道場練習，自己在家保持每天練功，終有成果，類固醇用藥劑量也已減半。

二〇一四年六月，元亨書院特聘太極拳國家級教練曾聰益老師開班授課，於每週一晚上七點半在中興大學文學院前的廣場，指導學員們練太極拳。心想原本在梅門練的太極拳已半途而廢，值此佳機，正好可彌補遺憾，就趕快報名參加。曾老師與我年紀相仿，長得雖不算魁武，但他目光炯炯，容光煥發、步伐穩健、氣定神閒、一副練家子的模樣。說起話來，更是不急不徐，條理分明。曾老師師承楊家老架太極拳蘇清標老師，在二十出頭，便與蘇老師學習武術，是腳踏實地的功夫累積，才有今天不動如山的氣概。

他很注重基本功法，先大約半小時的暖身活動：拉筋、鬆胯、體會呼吸均勻緩慢。他說：「練拳是為了健康，不是為了治病而來；身心健康了，自然就不會生病。」曾老師的教法秉持傳統不求速成，嚴謹的態度，更讓我深刻地從一招一式當中，領略到太極拳的寧靜優美。這七年多來的持續練習，更感受到了身心能量的變化。以前都汲汲營營過日子，沒有好好感受一吸一呼之美好。呼吸順暢更直接影響到氣血的通路，氣血融通疾病自然遠離。希望我能持之以恆，好好研修取得身心靈的平衡，讓自己更健康。感謝老天，讓我遇見氣功和太極拳，引領我朝向健康快樂之大道邁進！

音樂養生

除氣功養生之外，我還有一招就是「音樂養生」。民國七十六年我生病住院那一年十月，正值國家兩廳院開幕。猶記得住台大醫院病房時，外子推著輪椅，帶我到國家音樂廳聆賞慶祝國慶的音樂會演出。自從學生時代，我就已熱愛聆賞表演藝術，每每透過欣賞演出，身心總能得以放鬆，再次充電。住在台北的二十餘年，大約維持每週看一至兩次表演。外子總是笑我，兩廳院的哪根柱子和幾片屋瓦，恐怕是妳貢獻來的。幾年前，我還曾經將看過表演的節目冊分門別類，是音樂廳的放一櫃子；戲劇院的放另一櫃子。再依性質不同分為：器樂篇和聲樂篇。器樂篇再分西樂：鋼琴、小提琴、大提琴…及各樂器獨奏；還有重奏篇、協奏篇、管弦樂篇等等。國樂則有琵琶、二胡、笛子等獨奏或小組合奏、協奏或大合奏；聲樂篇有獨唱、重唱、合唱等等。戲劇院演出的性質，分為戲曲、戲劇、舞蹈。戲曲則有京劇、崑劇、豫劇、歌仔戲、黃梅戲、川劇、粵劇、越劇、客家戲、布袋戲、皮影戲、傀儡戲等。戲劇又分為兒童劇、音樂劇、舞台劇、歌劇等等。舞蹈則有芭蕾、現代舞、佛朗明哥、踢踏舞、舞劇等等，琳琅滿目。

每個月初記下當月要看的節目有哪些，在月曆上畫圈做記號以提醒自己。透過看表演，生活有了重心，在每一場的演出當中，我專心投入地聆賞，身心舒暢。誠如伯恩斯坦大師所言：「當你從音樂廳走出來的時候，將會有好運降臨！」是的，在我聆賞完每一場表演之後，確實深深地感受到這人生最美好的一刻。起初，外子都送我到演出會場後，他就到圖書館去看書或查資料，等看完再來接我一同回家。後來捷運通了，他就放心讓我獨自前往。在台北居住了二十五年這段期間，在身患重病養病的日子裡，除了定期回診檢查接受治療之外，看表演更是我不可或缺的精神食糧。感謝老天在我的人生旅途當中，有機會接觸到各類引人入勝的表演藝術，而透過聆賞精彩動人的演出，終能適度地放鬆、放下，身心得以調適，裨益病情的緩解，更要感謝外子不辭辛苦地載我去看表演，毫無怨言從不叫苦。

惠我美聲、感恩獨唱會——圓夢之三

當我臥病在床病情最嚴重時，氣若游絲，連說話都難，更別說唱歌了。當時曾許下願望：只要我還能唱歌，一定要開一場個人演唱會，以激發人心，鼓勵病友。希望我們不要因生病而一蹶不振，更希望大家都能勇敢地走出人生困境！

紅斑狼瘡病症形形色色，每個人的症狀都不會完全一樣，每個病歷都是獨一無二的，所以素有最善於模仿者之稱。然而在醫生的高明治療及病人的努力配合之下，病情多半是可以緩解的。

我有幸在多次瀕臨死亡邊緣與死神拔河之際，終能撿回一命，要感恩老天還能給我一條活路。當然，我珍惜每一個日升月落，感受每一個呼吸吐納都是幸福，人世間仍有許多美好。感謝外子多年來的不離不棄，還特別銘記我要開獨唱會這檔子事。就在二〇一二年二月我剛從學校退休的時候，他再次提醒我：「要開演唱會，就得積極進行，否則年紀越大，身體老化，都唱不動了。」

是的，這醞釀多年的夢想，是該啟航了。但，萬事起頭難，我要面對的問題還多著呢！雖然，這幾年陸陸續續地上了不少聲樂課，但終究不夠積極、缺乏認真踏實。老師也總覺得我是兩天打魚三天曬網，不如他的在學學生，所以就沒那樣嚴格要求我。自然地，我也懈怠，一直未成氣候。首先，我得找個老師指導好好規劃曲目。除此，場地申請、DM和邀請函製作寄發、節目冊書寫印刷、鋼琴合作、海報設計等等，這一切在出發前都只是夢想，但真正要踏出去那一步，可真是充滿挑戰、艱辛不容易呀！忽然想起我師專學弟莊敏仁教授，他從美國賓州大學修得音樂教育博士，在教育大學音樂系任教，是可以幫我這個大忙的。八月約了他，詳談了這一切，於是開始計畫行事。

莊教授要我將過去練過的曲子，列一個清單，再選出自己比較喜歡的或有代表意義的曲子。我決定列為幾個項目：義大利歌曲、中文藝術歌曲、民歌。有的是我初試啼聲上台演出的曲子；有的是曾經參加比賽練過的曲目。最後，義大利歌曲只選了三首，中文藝術歌曲都以唐詩宋詞入樂的詩詞為主，共有五首；這八首為上半場曲目。下半場的民歌，則又分為閩南民歌三首、客家民歌兩首、大陸民歌四首，共九首。安可曲則選〈何年何日再相逢〉以表達與友人們久別重逢的心情；而〈康乃馨〉則是配合五月時令，對母親的讚頌及感恩。

我像是參加馬拉松長跑的運動員似的，終究要跑到終點，哪怕中途有任何狀況、有任何困難，都需要勇敢面對、接受並處理，絕不能半途而廢。我開始有計畫地實踐夢想，鍛鍊體力、發聲練習、歌曲練唱，並每週上聲樂課，音樂會前的兩個月，開始與鋼琴合作鍾兆元先生，緊鑼密鼓的練習。接著場地申請、設計 DM 及海報、節目冊製作、宣傳、印發邀請卡等等，這些繁瑣的工作，的確差一點要將我徹底打敗。所幸，終有貴人相助，關關難過關關過。

我是抱著破釜沉舟的決心，勢在必行了，但是外子他卻持不樂觀的態度。他覺得在這麼短促的兩個月時間，困難度很高，應該是不可能的。他仍留在台北照顧小孩，因為琳兒正如火如荼地準備指考，生活起居各方面仍需要有個大人在家照應。

當時，已入住台中新家半年有餘，我一個人在台中，死命地張羅音樂會大大小小的事。多少次，我也曾想放棄，但這多年來的夢想，終就有了一點眉目，豈可輕言半途落跑呢？二〇一三年四月二十八日回台北與先生、小孩聚餐，慶祝結婚紀念日。餐後，看到鄰桌一家人親熱地拍照留影，但眼前這三個男人，呆頭鵝似的，默默地吃完食物卻不動聲色。我是多麼需要他們的鼓勵及擁抱呀！我悲從中來，淚眼婆娑，他們也莫名其妙，直到上了捷運，到高鐵台北站，真的放聲大哭了。我壓力好大呀！為什麼一句安慰鼓勵的話都聽不到？瑋兒琳兒終於過來拍拍我的肩，希望彌補這一切。我稍微收拾了難過的情緒，入站購票刷卡上月台去了。回首望著那三個木頭人，仍屹立在遠處，目送著我的離開。在高鐵車廂上，我想了好多，也為自己的情緒失控感到無奈！

或許是他們不捨我如此辛苦地要去克服眼前的艱難？既幫不上忙，索性希望我寧可放棄，好好安靜地過日子，何苦來哉？萬一又因壓力過大而壞了身子，豈得不償失？心念如此一轉，便已撥雲見日開朗許多。之前，我已在記事本上，每天記下倒數的日子，從一百天算起，應該就剩三十二天了。此時此刻是不容出差錯的，當務之急，仍是身心要照顧好，不能感冒，不可生病倒下，我的意志力必須十分堅強。每天上香拜佛，仍是我的功課之一，不可懈怠！祈求佛菩薩佛光恩被，願這個月，自己能穩紮穩打，自助人助天助，我得先安頓身心才是。

我將與伴奏練唱的過程錄音存檔，每天聆聽多次。有時煮飯聽、洗衣服也聽、打掃還是聽，將音樂聽熟了，歌詞自然能背起來。一切都按部就班，找到了以前在元亨書院上我「詩詞吟唱」課的巫子晴小姐，請她幫我設計DM、海報及邀請卡。五月十日，終於印刷完成，中旬已陸續寄出；再來節目冊的繕寫，也花了不少時間，再請子晴排版，聯絡印刷廠商，最後在五月三十一日上午，千鈞一髮之際，送到了我的住所。

下午彩排之後，對我而言，這人生最重要的一刻即將到來，我是興奮的、緊張的！照約定時間去做了頭髮、化了妝、央請小妹載我一程，無奈路上車子多，狀況不如預期。也來不及吃晚餐，在後台只吞了幾口外甥女胤慈幫我買的便當，便迅速換了禮服。這時，中師的瀛鳳老師和敏仁老師來看我，說了一些鼓舞的話，要我穩住，一定會有好表現的。瑋兒和琳兒早已從台北趕到會場，台前台後為我打點。外子則在入口處迎接每一位貴賓；慈懋素食店老闆伉儷，也在音樂會場外，擺桌上菜，備妥茶水甜點。無暇理會場外這一切，只能專心在我的歌唱，我的演出。

小妹楚欣擔任音樂會導聆工作，她經驗豐富，音色甜美、落落大方、口條自然不紊，為我加分不少。一上台敬禮完畢，竟見到我父親及大哥，就座第一排。這兩位我最敬畏無比的父兄，好似也給了一股看不見的力量，相信我可以的，我將展現無比的自信與光彩！

唱完第一組義大利歌曲曲目時，看見外子領著兩位貴賓到第一排，此刻已無座位，他只好將外甥女和姪女趕起，安排台中榮總的蔡肇基主任伉儷坐下。想必他們是路上塞車，來晚了。況且那天是週五晚上，不塞車也難。唱到第二組曲目—中國藝術歌曲，聲音也越順了。〈花非花〉曲調簡單，歌詞意境深遠，音域也不高，正是發聲最好的曲目。在演唱的當下，可以感覺到這首曲子是如此容易駕馭，一切到位。接下來的〈浣溪沙〉，我卻落掉第二段歌詞的第一句，呼嚕混過。〈春蠶到死絲方盡〉一曲，是我最有把握的曲子，唱得順利。但到了〈聲聲慢〉一曲，我又掉詞了。落掉一大段，只好以啦代替文字，還好伴奏機靈，沒停下繼續彈，等到下一個段落，我終於將歌詞接上，好險，也唱完這一首了。

〈春思〉一曲就安然穩住，唱得差強人意，高音都沒問題。這上半場終於結束了。到了後台鬆了一口氣，趕緊利用中場休息時間，換裝準備再登場。這時，瀛鳳老師又到後台來看我，她說可能是觀眾席的燈光太亮，演唱者容易分心，所以忘詞。她已請工作人員調整光線，並輕輕地握住我的手，還不忘再講了一番鼓勵的話，讓我信心倍增。下半場，一切進行順利，不再忘詞。這些歌曲都是我以前常唱的曲目，自然得心應手。加上小妹楚欣的精彩導聆，觀眾無不聚精會神地欣賞著。唱完了閩南語歌曲、客家歌曲、及大陸民歌共九首，總算大功告成，謝天謝地！敬禮時，往台下一看，竟是滿坑滿谷的觀眾，還有人席地而坐。再次出場謝幕時，整個會場沸騰了，如雷貫耳的掌聲，高喊安可。我唱了〈何年何日再相逢〉，再次謝謝觀眾，在說話的當下，強忍著，差點哭出來。恍如一夢，竟有這麼多師長、朋友及同學們蒞臨現場來鼓勵、支持我！要特別感謝主治醫師蔡肇基主任，下了班不辭辛勞地從台中榮總趕過來，更感激他這將近三十年來對我視病如親的關照；還有感謝父親在我求學階段，借錢買了一部新鋼琴給我；還要感謝來自各方的親朋好友——有國中導師、師專老師、小學同學、國中同學、師專同學、附小同事、及學生和家長們；以及古琴老師鄭正華教授，下了課，特地從南華大學趕過來；還有淑惠學妹請了假，從台南搭乘火車過來；我家大姊、大姊夫、三妹也都遠從台東、花蓮趕回來。謝謝這幾個月來，莊敏仁教授的嚴格督促，還有伴奏鍾兆元先生的積極配合，感恩所有幫助我的每一位貴人。

散場之後，收拾當下，外子才說我板橋後埔國小的同事吳麗花老師、古秀玲老師、蔡秋菊老師、郭于萍老師、及黃繐臻老師等人，還專程搭高鐵來聆聽並獻花。我真是受寵若驚呀！真沒想到，她們竟然如此情義相挺。她們因怕散場時太晚，趕不上車班，所以提前離席了。

換下禮服，赫然發現後台堆滿了一束束的鮮花，外面還有幾盆盆栽和花籃。這些都分別來自每一個深深的關愛及祝福！此時此刻的我，就如在命運之神眷顧之下盛開的花朵，如此燦爛鮮豔。在馬拉松長跑的漫漫路途上，我終於跑到終點了！感謝這麼多親朋好友們的引領盼望、迎接我、擁抱我。這個夢想雖然是我多年來鍥而不捨的堅持，但若沒有當天眾親朋好友們用掌聲及實際的行動熱烈參與，為我鼓勵、為我加油，我是無法將不可能化為可能，換來這場精彩紀錄的。

由於大家愛的力量，給了我莫大的鼓勵與啟發，音樂會才能因緣俱足、圓滿成功。這個成功是屬於大家的，願將這份榮耀與親愛的家人及所有的師長、親朋好友們分享！

第四篇

回首感恩展望未來

先生緣主人福

在台大住院六十天之後的病急亂投醫，中藥、西藥及偏方、健康食品，乃至香灰等無奇不有，都紛紛下肚了。只見病情一再反覆不定，心情越發焦慮不安，連求神問卜、算命推理也未嘗沒試過。

或許是個契機！民國七十七年五月再次到公保門診中心掛診，心念一轉，換掛榮總的醫師試試，於是，我掛了劉烈邦醫師的門診。當時他剛出道不久，是個有熱血、有抱負的年輕醫師。他看我的血液及尿液檢查報告之後，建議我轉診到台北榮總做進一步治療。這一轉，轉了我的病情，也轉了我的人生，遂與榮總結下了不解之緣。每兩週定期到位於石牌的台北榮總，掛劉醫師的門診。劉醫師耐心看診，細心判讀檢驗數據，對症下藥。當時，我服用類固醇之外，還吃免疫抑制劑。

但八月之後，劉醫師到國外進修醫學博士學位，我這病號就轉給了蔡肇基醫師接手負責。蔡醫師當年剛從英國倫敦大學取得免疫學博士歸國，服務於醫界，正是青年才俊。和藹可親的笑容，讓人有一見如故的溫馨；輕聲柔和的語調，更是有如輕音樂般地流瀉著。這一接棒，我成了他最重要的病人之一，他也成了我生命中最珍貴難得的貴人。三十幾年來的歲月，數不清多少次進出醫院，也記不得看過多少次蔡醫師的門診。那位當年尚未達不惑之年的有為俊傑，如今也已頭髮斑白、背影微駝。

有多少次在生命交關之際，這回春妙手，總是適時地出現，將我從死神的手上搶救回來。這樣的白衣大士，有如觀世音菩薩聞聲救苦。蔡醫師因醫術高明，加上為人謙虛誠懇，於是台北國泰醫院於一九九三年六月聘請他到仁愛本院駐診。起初，我仍留在台北榮總掛同科其他醫師的門診，終究不習慣。後來，就和幾個老病友轉診到國泰醫院免疫風濕科，繼續看蔡醫師的門診。

蔡醫師敬業樂群，在免疫風濕科領域積極研究，教學相長、頗有建樹。他在二〇〇三年撰寫了《全身性紅斑性狼瘡：一群病友的生命故事》一書，後面有一章節，是他邀請我們幾個資深病友們寫下生病、治病的心路歷程，我有幸也應邀寫了一篇。這本書於二〇〇四年三月出版，對於罹患 SLE 的病友們是一大福音。透過此書，大家更懂得如何照顧這麻煩的怪病。

對於紅斑性狼瘡的研究及治療，榮總算是功不可沒，也可說是台灣首屈一指。尤以台中榮總為最，藍忠亮主任主持的醫療團隊不眠不休，除了定期參與國際學術研討會之外，更積極研發用藥，使得病友們病情日漸緩解，保有良好的生活品質。蔡醫師這樣優質的良醫，當然是藍主任不可錯失的人才，於是在二〇〇四年五月被延攬至台中榮總，參與這台灣名列前茅的醫療團隊。我們這些原來在台北掛蔡醫師門診的病友們，大家又開始商量何去何從？最後我們決定跟著到台中來看診。起初，我是從板橋搭國光號，約兩個小時可到東海大學站下車，過馬路即可進榮總看診。後來高鐵開始營運，便由板橋搭四十分鐘的高鐵到烏日，再轉搭接駁車，半小時即可到台中榮總。

其他病友們，有的約好一起搭統聯客運到台灣大道的轉運站下車，再搭公車前往看診；有家人陪同自行開車南下的。除此，也有病友遠從花蓮搭火車轉了半天才到的，甚至還有從嘉義北上來看診的病人。聽聞此消息的人，更不禁讚嘆：這是何等神醫呀！

是的，蔡醫師果真是位神醫！他不只看病，還會適時地安慰病人，給人信心、給人希望，像個宗教家的慈悲為懷。很多老人家只要看了門診，聽蔡醫師的一席話，病都已經好了大半。明明是苦著臉走入診間，卻笑臉迎人地走出來。

我可說是蔡醫師最多病歷的case了，全身性紅斑狼瘡該有的症狀，幾乎全包了：侵犯關節、腎臟、肝臟、腦神經、肺部、甲狀腺、血管，還有抗磷脂質抗體功能異常等。經歷了這些磨難，生死早已置之度外。為了先生、小孩；為了不讓父母白髮人送黑髮人，我還是乖乖地遵從醫囑：定期門診、按時服藥。蔡醫師與我這老病號超過三十年的奮戰情誼，像是同赴戰場的袍澤，有著深厚的革命情感。他不只關照病人身體狀況，還得肩負起修護病人的心靈，他對病人總是和藹親切，笑容可掬。他耐心地聆聽病人的訴苦，這邊酸那邊痛，晚上睡不著啊！他身上永遠掛著幽默的彩球，當你不舒服，馬上遞過來一個。好，就吃這一顆大力丸！吃了包準你明天就生龍活虎，孔武有力。年長的阿伯聽了笑呵呵；年輕的少年家，聽了也展開眉頭。至於我，他總是會說沒事的，妳又可以大展歌喉，好好唱歌了。是呀！每當我臥病在床時，總是想著還可以再唱歌嗎？

這三十幾年來的病苦歷程，雖然煎熬，但在蔡醫師的仁心仁術積極治療之下，我有如蛻變的毛毛蟲，已羽化成翩翩彩蝶，繼續快樂地飛舞在溫暖與愛的世界裡。感謝此病，讓我見識到這人間大醫王，能參贊天地之化育，以己身經歷這一趟行旅！

緣定三生、恩情日以新

或許是奶奶的那句話真的奏效了—「給妳嫁好尪」！我果真嫁了一個好丈夫，一個打著燈籠也找不到的好人家。起初，我還不怎麼珍惜這個窮小子，但日久見人心。這三十多年來的守護照顧，生活的點點滴滴，我知道，作為一個雖不浪漫，卻能踏實一起過日子的伴侶，他是真心對待我的。縱然偶而有些口角，但他還是捨不得我受苦，擔心我生病，又怕我不會搭車。如今已是我的專用司機，去哪兒都依命奉陪，上演溫馨接送情。一九八二年暑假，甫自台中師專畢業，七月底得知登記分發至苗栗教書，當時心情真是跌落谷底，母親也一副愁容。倒是三妹開玩笑地說：「別灰心，那兒有個白馬王子正等著妳呢！」大舅也說了話：「你們家惠美到苗栗教書，該不會將來要嫁給客家人吧？」這一去，我確實與客家結了不解之緣，真的嫁給了客家郎，進了道道地地的客家門，成為客家媳婦，學會了說一口標準的四縣腔客家話，還參加多次客語演講及朗讀比賽，成績斐然。客家山歌也學得有模有樣，多次登台演唱，還上了客家電視台，頗獲好評。這些都該歸功於「緣份」二字，因緣際會而成就了這一切！

外子在就讀師專三年級時就失怙：當時我的公公由於工作太過忙碌，疏於照顧身子，積勞成疾，因而罹患了鼻咽癌。後來發現得太晚，加上沒有遇到好醫生，縱使婆婆到處借錢籌措醫藥費，亦是枉然，終究一命歸西！外子在家中排行老大，下有兩個妹妹，兩個弟弟。我公公往生時，他們尚在求學階段，當時最小的弟弟才十歲。環境使然，造就了外子吃苦耐勞、不畏艱難的性格。每在週末放假時，就得趕忙從住宿的新竹師專搭火車，轉客運回到苗栗鄉下，幫忙婆婆照顧柑仔店的生意，直到週日收假前再回到學校。

師專畢業後，外子為了就近照顧家裡，選擇分發至離家約六公里外的小學服務。教了兩個月後，奉命入伍服役。當我派任到瑞湖國小時，正好他服役期滿返校任教。

理了個小平頭的他，看起來真像個鄰家小弟弟那般親切可愛。

有一天，教導主任或許是有意湊合我們兩個，給了兩張「楊麗花歌仔戲團」公演的票券，演出地點是在後龍國小。那是十月二十五日台灣光復節放假的日子，我欣然赴約，去看了那場表演，早忘了演的劇目，只記得那天人山人海、萬人空巷，大家無不奔相走告去看一代天王楊麗花的演出，女主角是許秀年小姐。擠在萬人鑽動的人群裡，壓根兒都看不到台上的演出，倒是兩個人在你推我擠的渾沌裡，親密的接觸，而牽動了敏感的神經，來了電。

在陷入愛情的泥淖中，雖說甜蜜卻也衍生許多煩惱，最怕的是爸媽這一關。當初要來苗栗教書之前，早已耳提面命不准交客家男友，如今果然不幸言中，真的與客家人談起戀愛來了。每次放假回台中，我都懷著忐忑不安的心。終究瞞不過母親那超乎常人的銳眼，她要我速斬情絲。因為，她不希望我將來嫁為客家媳婦，辛苦過日子；她希望我嫁給范家的中醫師。他是母親多年好友家的二公子，也是我大哥就讀台中一中時的同班同學。

礙於家人阻撓，我向他提出分手。但那用情專一的客家郎，抱著精誠所至、金石為開的信念，他相信愛情的力量大過一切，沒有不可解決的困難。在苗栗教書一年後，我順利調回台中縣服務，那正是父母的期待。隨著時空變遷，應該是可以結束這段他們所不願意接受的情緣。然而那個癡情男，卻始終不曾放棄。或許在他的人生字典裡，真的沒有「困難」二字，他還是追到台中來了。每個週末他都從苗栗搭乘客運到台中，為的是見我一面，我忙著教鋼琴學生，壓根兒沒有時間陪他，但他就是願意等。等個半日一天都無所謂，哪怕是只有見面十分鐘，他都值得了。

我生性心腸軟，本來是不敢違抗父母的諄諄教誨，但終究不忍他如此苦苦等待，就在教完學生後，趕到台中火車站對面的大眾書局，與他見面。或許是過於忙碌勞累，見面之後正是我紓壓的好時段，可以將一週來累積的情緒壓力傾瀉而出，向他抱怨、向他訴苦。我幾乎沒有休息的時間，平時上班，課後擔任家教或彈琴、練唱、假日教鋼琴，還得到老師家上鋼琴課、聲樂課，唯一的休息片刻，真的就是與他見面這短短的時光了。我徜徉在愛情的幸福裡，在他的安慰與陪伴下，這壓抑多時的情緒終於有了出口。於是，我也期盼每個週末的到來，等待著與他見面相聚的日子。

一九八三年十二月因甲狀腺功能亢進，到台中醫院住院治療，請了一個月的病假，在醫院裡強迫休息。那時，他早已聽我的建言，到師大夜間部進修。他總是常常翹課，沒去台北上課，反而跑到台中醫院來陪我、照顧我，直到天亮才又趕回苗栗上班去。猶記得出院那一天，是他來幫我辦理出院手續，陪我坐計程車回家。回到家之後，我很怕父親看到他，會大發雷霆。但出乎意料之外，父親不但沒生氣，反而對他很客氣。或許父親真是慧眼識英雄，看出來在他眼前這位客家郎，是值得依靠終身的好男人。經過父親一段身家調查之後，他知道這個孩子與他有著共同的人生經歷—早年失怙。或許是起了悲憫之心，同病相憐之情，父親竟不排斥他是客家子弟了。一段日子之後，父親還說了一句諺語：「一個人是有九個尾巴」。意思是說將來的可能性很大，不可就現在而小看一個人。母親終究希望我選擇范二哥，但范家媽媽因我生病住院一事，倒不急著提婚事，反而說過一陣子再說吧！

我步上大姊的後塵，都是在教書第四年的四月結婚。一九八六年四月二十八日黃道吉日，是我與俊湖締結良緣的好日子。那是一個風和日麗的大好晴天，一早天剛亮，三妹就陪著我到中師實小附近的髮廊去做頭髮和化妝，回家後淨身更衣，準備穿上新娘白紗。這時大姊和姊夫也回來了，大姊幫我收拾細軟，打扮一番，等待男方來娶親。在祭拜祖先及拜謝父母恩之後，便上花車。隨行的車隊裡有村長、大舅、二舅、叔叔、阿姨和大哥、大嫂、大姊、姊夫、兩位妹妹等，六男六女共十二人。車隊馳行在北上的高速公路上，一路上風光明媚、氣候怡人。下了三義交流道後，經過三義市區到銅鑼，再轉往西湖鄉五湖村的鄉間小路，便到了我的婆家。李家辦喜事，全村共襄盛舉，好像是整個村子裡的大事一樣。開了幾桌宴席我不清楚，只見得稻埕上擺滿了桌子，坐滿了人。村長上台致詞時，在眾目睽睽之下，我低著頭，稍帶含羞不敢抬頭。娘家來的客人，見識到了客家人的熱情，飽嚐了一頓客家風味的美食之後，無不豎指讚嘆！

婚後，我仍在台中教書暫住娘家，外子白天在苗栗鄉下教書，晚上則繼續到師大教育系進修。假日，我一直奔忙於台中、苗栗之間，縱使身懷六甲仍是如此。母親總是催促著我趕快回到婆家去，深怕人家說我們是歹外家。這要當好媳婦的自我期許，壓得我幾乎喘不過氣來！總擔心自己哪裡做得不夠，怕婆家的人會說三道四，放假就盡可能趕回苗栗煮飯、洗衣、做家事。除此，學校教書的壓力、住在娘家的壓力、教鋼琴的壓力；唉！種種壓力加諸於己，終究破表，受不了就生病了，患的是免疫疾病—系統性紅斑狼瘡。醫界至今仍說是原因不明，但根據很多資料顯示，足以證明壓力是個極大的因素。自從罹病至今已超過三十年，感謝外子總是不離不棄地照顧著我，就算我因服用大量類固醇，身材走樣，面貌浮腫，他仍堅定地守護著我，朝朝暮暮、歲歲年年。縱使簽過多次病危通知，還是抱著一絲希望，深信病況能改善，明天會更好。

他總是不厭其煩地陪我，定期看門診、做檢查、參加病友聯誼、聽醫學講座、查詢一些醫學資訊、請教主治醫師，試圖減輕我的病苦找回健康。我從不知道，他一路走來所承受的壓力和艱辛。直到婆婆罹癌住院、手術、化療、電療、經歷一系列的療程，他才說出之前照顧重病的我，不知是否有明天的那種心情，那種挫敗感。他獨撐大局，小孩還小，我的兄弟姊妹又都要上班，無人可接替換手，他幾乎要崩潰！而我只知道怨天尤人，情緒不好時，還對他使性子、亂發脾氣，如今想起真是自私自利不可原諒。一九九八年三月，我因卵巢長腫瘤，加上嚴重腹水，住院手術治療，醫生還曾懷疑，怕是惡性腫瘤所致。所幸，進一步化驗之後，確定是良性。那次，外子也因奔忙於工作與照顧我，蠟燭兩頭燒，終於累倒，腎結石住進了亞東醫院。等我出院回家看到他時，真是恍如隔世，那般無奈與淒涼！

有一次，我與他一同參加他工作單位所辦理的自強活動，到南投風櫃斗賞梅去，還順路去埔里參觀造紙廠和酒廠。我因地理環境不熟悉，走錯了巷弄，與大家走散，迷了路。他遍尋不著，當時也沒手機，找人的確有些困難，他就這樣在大街小巷裡翻遍著找我，生怕我走丟了。當他看到我時，不是責備的眼神；而是濕潤的溫柔雙眸，在那眼眸後面是深深的關愛與疼惜！我知道、我明白，只是我對他，總是常常無法軟言柔語以待。

記得在台大住院時，我因久住醫院不耐其煩悶，於是偷偷叫了計程車要到社教館（即現在台北城市舞台）聆賞雙鋼琴演奏會。他拗不過我的堅持，只好跳上計程車陪著我一同前往，一路上他不發一語，我也不敢吭聲，知道他生氣了，但仍固執地非去不可。爾後的每一次到國家兩廳院或其他場地看表演，他都義不容辭地載我前往，不管颳風下雨，不論春夏秋冬。他送我到達目的地之後，就自行去國家圖書館或師大圖書館看書或找資料，到時間差不多了再去接我。他總覺得去兩廳院看表演太拘束，與其多花一張票進去打瞌睡，不如去圖書館自在些。他總是省吃儉用，對於我花很多錢看表演、買CD，從不抱怨、計較。他認為這是精神糧食上的充實，有助於病情的緩解。

有時他還上網，為我找了很多表演的影音資料。

皇天不負苦心人，在他細心呵護之下，漸漸地，我的病情終於在一九九〇年二月之後緩解了下來。我又回到工作崗位，重拾教職。但每天下班之後，累得無法煮飯、洗衣服，他還得父兼母職幫忙料理家務。古人說「天公疼憨人」！尤其是像他這樣一個有福有德的人，老天於是在一九九四年十二月九日又送給了我們一個新生命，是個男孩。他特別珍惜這得來不易的孩子，而這寶貝終究也給我們帶來了愛與希望；看著孩子的成長茁壯，家裡充滿了歡樂與幸福。我的生命力更加堅韌不拔，病情日益好轉，像是枯木又逢春，長出綠意盎然的新葉。

這三十多年來的攜手相伴、走過艱辛困苦的病痛日子，度過不知是否有明天的悠悠歲月，他總是不厭其煩地為我做每一件事情，等我、載我、陪我，就連我的父母都看在眼裡、疼在心裡。知道有這麼一個好女婿，包容著、深愛著他們的寶貝女兒，還不忘提醒著：「妳真是好福氣，嫁了一個好尪婿，是要知福惜福呀！」

祖孫情緣難忘

奶奶雖然已往生三十年有餘，但我仍不時想起那髮髻梳得油亮，衣著整潔、一臉笑容，待人和藹親切的她。剛出生時，我因長得格外瘦小、營養不良，奶奶特別照顧我、疼愛我。母親總是忙於田裡的工作，照顧小孩及家務事幾乎是奶奶一手包辦。我和哥哥及姊姊，陪奶奶睡在一張大通舖，哥哥睡奶奶的左邊，姊和我就睡在奶奶的右手邊。天亮一覺醒來，哥早已起床晨讀。他總是勤奮向學認真念書，直到奶奶叫他出去走走，透透外面的空氣，或是爸爸要他到田裡幫忙農事，他才會離開書桌；姊姊是個乖乖牌，遵照著爸媽的指令，循規蹈矩地當個好學生、好孩子；而我則是陽奉陰違，時常偷懶編個理由，說是老師要我去學校幫忙，而逃避爸爸給的農務事。

兄弟姊妹六人，算是我們前面幾個與奶奶相處最久、互動最多，除了晚上和奶奶同睡一張大床之外，奶奶去哪兒總是會帶著我們：無論是去姑姑家或是去看野台戲，甚至走路到霧峰。到那裡去無非是去霧峰佈教所拜佛，或是上街買東西，甚至於是去看醫師。每次走過草湖街上，總是有熟識的人過來跟奶奶打招呼，問上一句：「番薯姆仔，汝是要去叨位？」奶奶笑臉盈盈地回答說：「要來去納稅仔啦！」奶奶將要去看醫生解釋為要去納稅，如今想起這對話也真是太經典了。看醫生似乎已不是苦事，而是轉換成一種盡國民義務。為了健康要看醫生，也算是給醫生一個收入養家糊口，他再繳稅給國庫，不由得讚賞奶奶的智慧之語。

從小，我們就陪著奶奶收聽廣播歌仔戲，一聽便是整整三小時。透過廣播我們悠遊在人物及故事情節裡：梁祝的感人愛情故事；三俠五義的除暴安良行俠仗義；王寶釧的苦守寒窯十八年；孫臏與龐涓一生鬥智的故事。那優美動聽的歌仔曲調、那引人入勝的故事情節，聽來總是教人如醉如痴、欲罷不能。我常端著飯碗，守著收音機，邊吃午飯邊聽，度過每一個春夏秋冬的午後。已經忘記聽了幾年，但那根植於身體細胞的養分，是我們成長的精神糧食，也彌補了我們幾乎沒有課外書可閱讀的童年。大哥就讀師大國文系時，每當讀到史記，那書中敘述的情節，是如此熟稔。沒錯，因為這些故事，早已在他的腦海裡根深蒂固。而我對故事或許不是記憶深刻，倒是對歌仔戲的曲調興趣盎然，常三不五時哼唱出美妙的旋律，偶而來一段七字調或是都馬調、江湖調。唱的是陳三五娘益春留傘的嬌俏可愛，或是王寶釧苦守寒窯的孤苦無奈，乃至梁祝趣味盎然的安童買菜。直到現在，我們兄妹對歌仔戲仍是特別鍾情。透過歌仔戲，我們不只吸收了歷史故事，也學到忠孝節義故事裡所傳遞的高尚情操。

記憶中，奶奶房裡除了一張大通鋪之外，床前右邊有個木箱子，裡面放有奶奶平時換洗的衣物及一件黑色毛料大外套。奶奶特別珍惜那件長版外套，只有天氣很冷時才穿它。左邊則有一座雙抽屜的大櫃子，抽屜裡頭有奶奶的鏡子、梳子、簡單的臉部保養品。後來，我還特別央求奶奶挪出一個抽屜給我，好擺放我收藏的寶貝。抽屜下面是雙門的收納櫃，裡面有奶奶唯一的一雙咖啡色高跟包鞋，其他空間又是被我佔用。

裡面收藏著我的課本，及我會唱的每一首歌的歌詞本子，還有我撿來哥哥姊姊不用的音樂課本。每在閒暇時，我總是將它拿出來閱覽一番，或是拿出音樂課本，不管有沒有學過，就從第一首唱到最後一首。房間前後有兩扇窗，後窗有一突出的小小窗台，坐在床鋪上，這小小天地便是我做功課或是閱讀的好地方。前面那扇窗也有個窗台，是奶奶的化妝台。每天一早，奶奶總是會先將她那一頭柔軟如絲的秀髮，盤起梳個大髻，固定在後腦勺上。奶奶愛乾淨、喜整潔，晨起梳洗一番後，就會拿起雞毛毯子，客廳及房間都是她清理的重點。除此，將我們換洗的衣物洗得白淨之外，制服還特別用煮飯時撈起的米漿，浸泡過再晾乾，經太陽一曬就會筆挺，還留有一股淡淡的米香味。

奶奶還養了雞，等雞養大了逢年過節用來敬拜神明之外，也好為我們加菜。每當早晨的太陽剛升起，奶奶會將母雞生下的一窩雞蛋，一個個透過窗戶縫隙射進來的光線，照看雞蛋是否有型（受精卵）。無型的就可拿出來煎荷包蛋或做一碗蒸蛋；有型的就準備給母雞孵化。待時機成熟了，又有一窩小雞誕生，那毛茸茸的黃色小雞是我們把玩的小寶貝。小雞總會跟隨母雞後面吃米喝水，後院五棵芭樂樹下，是牠們活動的場域。樹下不時有雞群們留下的排泄物，而這些雞糞乾了之後，就是天然的肥料，可拿到菜園裡施肥，種出來的菜可是既肥美又鮮綠呢！

奶奶做粿和糕餅及包粽子的功夫更是一流，那紅龜粿是大節日拜拜用的，我總是數著日子，看幾時是天公生？什麼時候要迎媽祖？可吃粽子的端午節還有幾天？農曆七月拜拜用的彎糕，是奶奶和媽媽用米磨成粉再加適量的水和糖，用板子固定成型，加以蒸熟的。一塊塊眉月型紅糖色的彎糕，就是我們這些小孩解嘴饞的最佳甜點。奶奶總是將它疊放在一個密封的大鉛桶裡，要偷來吃還得端個矮凳子墊腳才拿得到。快過年時，奶奶和媽媽還會蒸年糕、蘿蔔糕和發糕。在大人的眼裡，做得漂不漂亮，都關係著來年運氣好不好？而我們這些孩子們，只要有得吃都是好年。如今想起，仍叫人垂涎欲滴呢！

奶奶一生勤儉持家、溫和有禮，雖沒讀過書，但特別「敬字」，只要有寫字的紙都不能亂丟以免被踩到，不能坐在書桌或書本上、不能跨過書，因為這些都是對孔子公大不敬的行為。要是我們寫過的本子、用過的教科書，都得集中收拾好，再將這些用不到的紙張，賣給收破銅爛鐵的小販，以換取微薄的收入。

奶奶有兩個弟弟我們稱呼大舅公和小舅公，大舅公早年就到基隆發展去，從小學徒做起。後來經營船務公司，因此比較富有；而小舅公則作個理髮師父，住在草湖街上，開個小店面生意普通，所以生活也較為清苦。奶奶三不五時就要帶點家裡種的菜或雞生的蛋去給小舅公。而我們總是當個小跟班，因為只要隨著奶奶，肯定有點兒零食可吃。

到基隆大舅公家可是大事一樁，以前我們姊妹總是巴望著可以陪奶奶到基隆去，可惜我沒機會，只有哥哥和姊姊去過。那得一大早就到台中火車站搭平快車，聽說到了基隆天色已黑。奶奶去基隆小住幾天算是回娘家，每次都會帶回很多好吃的東西，有各式各樣的糖果、餅乾、巧克力，都是我們看都沒看過，吃都沒吃過的新鮮物。最特別的是紅色的大蘋果，據說是日本進口的，一個就要當時新臺幣五十元。這樣昂貴的大蘋果，奶奶將它包在衣服裡唯恐摔壞，一路上小心翼翼地帶回到台中。我們瞪大眼睛看著奶奶將它洗淨，再切成薄片分給全家人吃，一人分得一小片，那甜蜜幸福的滋味，肯定是我的同學和周遭鄰居從沒品嚐過的人間美味。

有時大舅公也會利用過年假期，帶著他的兒子、媳婦、孫子、孫女們到台中來看奶奶，我們稱呼表伯父、表伯母和表哥、表姐、表弟、表妹。這城裡來的人，和我們鄉下人，自是大異其趣。表伯母總是一身高貴，穿金戴銀，踩著高跟鞋，走起路來搖曳生姿，是我母親從未有過的打扮。而表兄弟姐妹們，身著潔淨的漂亮衣裳，穿皮鞋、戴手錶，看得我們也是乾瞪眼，從不敢奢望有這些行頭。臨走時，還不忘互相留下通訊住址，每當歲末，我總是等著從基隆寄來的賀年卡。大舅公雖然富有，但奶奶從未想要倚靠他，仍舊本分地過著鄉下人的樸實生活，她總是告誡我們：「做牛要拖，做人就要磨。」這庭訓讓爸爸務農一輩子，也教我們學會凡事逆來順受，養成刻苦耐勞的精神。是好是壞難下定論，但我確信，這讓我願意承擔每一個人生階段該有的責任及義務。

奶奶晚年，因中風不良於行，八年歲月在病榻上備受煎熬。她一生為兒孫、為家人付出無數，卻無法享福，令人不勝唏噓。一樣的炎炎夏日，一樣的微風徐徐，三十七年前的暑假七月，我們不捨地送走了親愛的奶奶，讓她入土為安。這些年來，常在午夜夢迴夢見奶奶，只有透過夢境，才能再見到和藹慈祥的她。我彷彿看到那拉著她衣角的小女孩問道：「阿嬤汝要去叨位？我嘛要去。」

父母恩重如山

父親——耕讀詩人

父親因患有高血壓及心臟裝置人工瓣膜，需定期回醫院追蹤治療，除此，一旦有了小感冒、牙痛、視力模糊、睡眠不佳等問題，西醫、中醫、牙科、眼科和家醫等科也都是必掛科別。因此，陪伴老人家看病，便成了我退休後的例行工作。我自一九八七年八月在台大醫院確定罹患系統性紅斑狼瘡之後，進出醫院對我來說早已是家常便飯。醫院的作業流程、熟悉的味道，對我這個老病號是再清楚不過了。每每看到老人家緩慢的腳步、遲鈍僵硬的身體，總讓人覺得於心不忍。想當年身患重病時正值青春年華，這一切磨難，身心體力還足以負擔；而眼見父親的一天天老化，面對疾病的無奈及痛苦，真教人有錐心之痛，恨不得自己能為他老人家承受這一切。

父親自從去年秋分那天，騎車撞電線桿車禍至今，雖撿回了一命，但他的行動始終無法像以前那麼靈活，視力也逐漸模糊，耳力更加衰退，連他最引人稱羨的記憶力及算術能力也都幾乎要全盤歸零了。每次想為他做肢體復健，他總是說都已八十好幾，不用了。要他練練甩手功，他也一樣無心。試著和他談過往的故事，好讓他開心，但他一說起往事，就像網路時而斷線或接觸不良般，無法細述得清楚完整。他自己也懊惱：這頭殼可真是捽壞了，無法像以前那樣精密思考了。有一次，父親敘述他的身世，打從他三歲就從霧峰甲寅村林家，被領養到草湖林家，他會用四句聯的方式唸著唸著，卻接不下去了。他不由自主地又敲了一下頭說：唉！真是不管用了。有線電視台「東南西北」節目，每天固定中午及晚上的兩個小時歌唱和布袋戲演出，是他車禍後唯一的嗜好及精神寄託。等待親朋好友和兒女回來探望，也成了他朝思暮想的功課。每次回去，我總是握著他那粗糙溫暖的手，從小我就特別喜歡感受他手掌心發出來的熱度。那一雙布滿了皺紋和結繭的手，曾經種過水稻、菸草、洋菇和草菇及各種因季節不同而變化的蔬菜瓜果；養過豬隻、雞、鴨、鵝；也放過牛；還寫了好多勵志人心的四句聯和練過書法，可現在卻笨拙得連拿筆簽自己的大名都有困難，生命的迅速變化，果然教人措手不及。

父親總喜歡要我唱歌為他解解悶，他最愛聽我唱〈白牡丹〉，偶爾他也會哼上幾句當兵時候學的軍歌和小學時代日本老師教的兒歌。父親的歌喉不錯，他也喜歡唱歌，對歌唱的鑑賞能力也有一定的水準，每次看電視歌唱節目，他總是要品頭論足一番，誰唱得好？誰又是日語歌曲咬字不夠正確。婚後，因緣際會之下，我也學會唱客家山歌，沒想到父親竟對這樣的古調旋律感到親切。他雖不懂客語，可是卻對我唱的歌曲有所共鳴。

我常感謝他在我就讀師專時，特地去農會借錢，花了五萬四千元買了一部河合鋼琴給我，這筆錢不是小數目，就當時一位中小學教師的薪水而言，得累積半年以上才足夠。父親說：「他看到我認真好學，不捨我每次到處去借琴練，他知道我一定會努力用功，也清楚我一定可以靜下心來好好練習，所以硬著頭皮去借了錢。」對於小孩的學習需求，他總是不吝給予、樂於付出，大哥就讀私立衛道中學，每到學期註冊時，父親就先去向米店賒錢，待穀子收成之後再還抵。新學期開始，我們兄弟姊妹人手一冊的自修參考書，他一定如期給錢，絕不拖延。父親特別知人善任，對孩子的個別差異頗為了解。他常派我去聯絡村上的伯伯叔叔，什麼時間到家裡來吃穀子會（就是互助會的一種，父親是會首得辦桌請會員）。活潑外向的我總能如期地達成父親交代的任務，這無形中也練就了我的社交和辦事能力。

小時候，村裡的大人總是常說我長得像父親，皮膚黝黑、身材修長，但對於這樣的說法，我卻不喜歡，我希望自己長得像姊姊一樣白皙粉嫩。我調皮好玩，喜歡往外跑。有一次，我和表姐到草湖溪尾去摸蛤蠣，回來時天色已晚，難免令人擔憂。父親用粉筆在客廳的地板上畫了一個大圓圈，要我跪在裡頭反省，不能吃晚飯。後來，還是疼愛我的奶奶過來解圍才脫困。還有一次，我和姊姊將種在住家東邊檳榔樹上的檳榔割下，拿去賣給店家，好換取一點零用錢。不料，父親明察秋毫竟然發現了，要我們將錢全數交出，還罰我們在大廳上跪上一小時。國二暑假時，我未曾取得父親的同意，就約好同學去郊遊，到野外炊事。父親生氣地說：「難道以後妳也在外頭結了婚才回來報備嗎？」他總覺得女孩子出外要更加謹慎才是，那時我並不理解，一直等到我為人母時，才了解他當年的用心良苦。

記憶中，父親的腳踏車是我們外出的重要交通工具，上學來不及時，他載我們到校門口；半夜生病時，他用腳踏車載我們去敲醫師的門。印象最深刻的一次是：有一年過年，父親載姊姊和我及三妹，後座坐兩人，前面桿子坐一人，我們一起回外公家。遇到上坡時，我們全部都下來，陪父親一起牽著車子用走的，一邊記著路上的標誌：第一柳橋、第二柳橋、四德路、丁台路，我們就這樣騎騎走走的，花了大半天，從霧峰街上經過四德村、五福村、新埔村一直到了烏日的溪心壩、喀哩同安厝的外公家，那時已是天色昏暗、吃晚飯的時刻了。

我最喜歡下雨天，父親不必去田裡工作的日子，他總是小心翼翼地將他抽屜裡的東西一件件的搬出來分類再分類，整理再整理。我們可看到他年輕時的照片，或蒐集的歌仔冊，他翻著歌仔冊開始唱起山伯英台的愛情故事，透過這些泛黃的小冊子，他彷彿走進時光隧道，回到了他年少的歲月。父親年輕時長得一臉帥氣，目光炯炯有神，氣宇軒昂。他和母親是經媒妁之言結婚的，母親還是他歷經十八次相親才選定的，真是緣定三生呀！。父親幼時家境頗為窮困，童年就喪父，與祖母相依為命，靠祖母幫傭維持家計，後來租了一點農地來耕種，因受惠於政府的「耕者有其田」及「三七五減租」政策，才有自己的田地，加上他辛勤耕耘毫不懈怠，才慢慢地有了一點積蓄，這是他人窮志不窮的真實寫照。他總希望下一代不要再為農事勞苦，因而鼓勵我們用功讀書，認為拿筆總比拿鋤頭來得好些。

父親也喜歡利用閒暇之餘寫作，他寫了好多四句聯自娛娛人，還分門別類，如夫妻篇、兄弟篇、父母篇、子女篇、求學篇、勸世篇、政治篇等等，頗富教育意義，每用毛筆書寫完畢後，就會拿到文具店影印，分送給鄰里鄉親好友或等著孩子回來，迫不及待地要與我們分享。這作詩的DNA他傳給了三妹最多，三妹總是文思泉湧、才氣縱橫、常有佳作、渾然天成。如果要說父親傳給我的基因是什麼？應該是對表演藝術的熱愛吧！記得，他曾提起當年和母親去霧峰戲院看馬戲團特技表演的情形，講得眉飛色舞、口沫橫飛，好似那情景猶歷歷在目。除此，我不服輸的精神，應該也是得自於父親。他曾代表村里參加農會的農事經營演說比賽，從初試啼聲的季軍到第二次榮獲亞軍，再到第三次的演說，因內容條理分明、經驗分享豐富、聲情並茂、終獲冠軍。那得之不易、金光閃閃的獎杯，至今仍豎立在客廳的玻璃櫃上。

父親還常說出老一輩流傳下來的經典諺語，對於二十四節氣和六十天干地支，他可是倒背如流。例如「冬至酥、過年烏」；「春甲子雨、赤日千里；夏甲子雨、駛船入市；秋甲子雨、樹枝斷離；冬甲子雨、鳥隻凍死」；「春動草木生，夏動起蛟龍，秋動半空飛，冬動鳥回歸」……等等，好似活辭典似的。

小時候，我常因爸爸是自耕農而感到自卑，看到同學的父親職業欄寫的是公教人員或是商人，我都好生羨慕。但隨著光陰荏苒，歲月增長，漸漸地省察自己年少時的不懂事，越發感受到父親的辛苦與偉大！他早年雖然家境清苦，但胼手胝足成家立業；他好學不倦，雖然未能繼續升學，但聰慧過人。受的只是日本小學教育和幾年的漢文基礎，卻能詩善文，令人感佩。

感謝老天爺在父親發生車禍的當下，沒有奪去他寶貴的生命。雖然有挫傷及鎖骨肋骨斷裂，但現在仍能口齒清晰、中氣十足地說話。縱然動作遲緩、步履蹣跚、耳不聰、目不明、白髮蒼蒼，但他那深邃的眼神，仍不時透露出溫和的暖流，直入我心。我喜歡握住父親他那厚重溫暖的手掌，因為我從這裡感受到他滿滿的愛與勇氣，深刻體會到他教會我的——凡事精誠所至、金石為開的信念。

「爸爸，我愛您！」我終於說出這句一直深藏在我心底，不易脫口而出的話了。

父母恩重如山

母親—堅毅溫婉的勇者

母親三歲即喪母，我外公續絃後，陸續生下四男五女，當時社會極重男輕女，我母親小小年紀不能上學之外，還要做很多農事。到田裡放牛、拔草，剝甘蔗葉、檢柴，晚上回家之後，沒爹疼沒娘愛。在她的至親哥哥到外地念書，離家住校之後，她越顯得孤單了，仍有做不完的工作，過不完的苦日子。唯一能排遣憂苦的是：有一群年紀相仿的女伴可互訴衷情，白天一起工作，晚上一塊兒學裁縫。女孩們情竇初開的心思，在那個保守的年代，自由戀愛是微乎其微的，尤其在那樣守舊純樸的農業社會裡更是不可能。母親周遭的女伴們一個個經媒妁之言嫁為人婦、走入家庭。十七、八歲正值青春年華、如花似玉，雖是來自農村，但一經打扮穿上結婚禮服，哪個不是漂亮的新娘？我的母親就在她還差兩個月才滿十八歲，正是花容月貌的當下，嫁到了台中縣大里鄉下，成為林家的媳婦，從此可離開毫無溫暖的原生家庭，她一定也相信過，這個她要依靠一輩子的男人，是會有出息的！

但苦日子還長呢！初為人媳的她，不善言詞，既不懂得如何討婆婆的歡喜，也不曉得如何取悅她的男人。白天仍有忙不完的農務事，她到田裏割草、剝甘蔗葉回來曬乾，結成一把把的草茵，作為大灶燃料，好方便烹煮食物。雖然，我的祖母白天裡會幫忙帶小孩、煮午、晚餐和洗衣服；但母親從田裡回來，仍得餵養豬隻或踩裁縫車，為小孩們做幾件新衣裳。即使日子再怎麼過不去，再窮困的日子，母親總會想辦法讓我們穿得暖和，吃得溫飽。小孩們一個接一個誕生下來，還來不及感受為人父母的喜悅，卻被經濟現實壓得喘不過氣來。母親在農忙稍閒時節，便又去做工好貼補家用，她是注定要如此辛苦的。她總是逆來順受，她終究有一個信念：苦日子是會過去的，至少等到她的孩子們長大了，她的人生責任告一段落時，就可以稍微歇息喘氣的！

父親一直是個不夠體貼妻子的男人，或許在那個年代，那個男尊女卑的傳統社會裡，誰要是太體貼老婆、疼老婆、聽老婆的話，都要給人說長論短的。母親說起她懷孕時，都還要挺著大肚子，做一堆農事不得休息。生大姊那一天，她正在田裡工作，即將臨盆，她是跑著回家待產，等產婆來。而生我時，正值秋收割稻，那天晚上還忙著稻穀去蕪存菁的工作，等忙完已近子夜，她梳洗一番之後，我終於降臨人世了，又是一個女娃。

農村的婦女幾乎有著一樣的命運，一樣的磨練，但也一樣的堅韌，一樣的惺惺相惜。只有在河邊一起洗衣服的時候，或到田裡工作的機會，大夥兒可以互相訴訴苦衷，談談育兒經。就那麼短暫時刻，她們才得以舒壓。她們多半是順從賢慧的，要是誰家媳婦潑辣或不守婦道，都要成了眾矢之的，被唾棄、咒罵一番的。

小時候，我和母親算是疏遠的，因為三妹和弟弟接著出生。母親白天晚上不停地忙著，沒多餘時間照顧我們，我們的生活起居幾乎都是祖母一手包辦。我們跟著祖母聽收音機播放的歌仔戲，逢年過節跟著去廟口湊熱鬧、看歌仔戲、布袋戲的演出。有時還跟著涉過草湖溪，走到霧峰街上去看醫生、買日常用品。祖母的一言一行深深地影響著我們，尤其是那從戲曲裡吸收到的忠孝節義故事，更是彌補了我們沒有課外書可以閱讀的童年。大哥還曾好奇地問祖母，要怎樣才能做狀元？她老人家巧妙的回答是：「把老師教過的課文都背起來，很快就可以考上狀元了。」於是我們都跟著學背課文，雖已沒有科考制度，但至少我們每次月考都是名列前茅的。

孩子功課好、品學兼優，每一學期都領回一堆獎品，和貼滿牆壁的獎狀，讓母親增光不少。尤其是到了大哥上師大、大姊念師專，我也順利考上台中師專，林家有三個準老師了。在我們居住的西湖村裡，還是頭一戶人家呢！母親因子而貴，她回娘家，繼母也不再看輕她，對她要比從前熱絡許多。生性善良的母親，總也不忘帶一些補品或其他禮物，送給她的親爹和繼母，然而，母親她在婆家所受的一切辛苦，對娘家人卻隻字未提。她深信終將有出頭天的日子，至少孩子們已如她所願，都很會讀書，不再像她要這般辛苦地做農事。

記憶中，家裡的電器設備和很多日常用品，幾乎都是母親親自購買的。在我七歲那一年，有一天傍晚，母親用腳踏車載回一部大收音機。在那個年代，家裡要有這樣一項設備真是稀罕，左鄰右舍紛紛跑來看。對於一個木箱子為何會有人說話，有人唱歌仔戲，都覺得十分好奇！我也忍不住要往箱子後面看個究竟，只見那大大小小的圓柱體真空管。一直到了上國中時，我才解開這個謎，原來這是電波原理。除此，在我四年級時，家裡終於有了一部黑白電視機，那電視成了我們最漂亮最顯眼的家具。平時不看時，要將左右拉門給拉上，我們透過電視可收看歌仔戲、布袋戲和當時最紅的卡通頑皮豹、大力水手等。只是一聽到父親回來的聲音，馬上關機各自做鳥獸散，回到書桌上寫功課；否則，又要被叫去做苦差事了。

母親因操勞過度加上營養不良，每次生產都未能補好身子，所以身體始終未見硬朗，毛病不斷。在懷我的時候，她就得到妊娠腎臟病，所以喝了很多中藥，每次她都語帶不捨地跟我說：「害你膚色較其他姊妹黑。」雖然我也曾經抱怨過，但老天爺卻是給了我一副好歌喉，以彌補這一切。四姊妹中我的音色最像母親，她雖已年邁八十有餘，但一開口說話仍婉轉清脆、悅耳動聽，令人印象深刻。可是卻鮮少聽到母親唱歌，因為她害羞或是她覺得唱歌也是一種奢侈呢？倒是陪她到佛寺參加法會時，聽到她跟著師父們唱著經文，那忽而高亢、忽而低吟的唱誦，是她最虔誠的禮拜。母親大概是從祖母往生之後，開始皈依佛教的，每年參加大大小小的法會，加上晨昏課誦不曾間斷，早年未能上學的她，卻能透過經典的閱讀朗誦而識得國字。以她的資質當初若能就學，一定也是個作育英才的好老師。

她的記憶力更是一流，六個孩子的生日當然不用說了，家裡的電話和個人的手機，她都能倒背如流，就連住址也一字不漏。她記得女兒二十歲了，要打一條銀項鍊給她們；三十歲了要給一條金項鍊做紀念；女婿三十歲也要給禮物祝賀他成家立業；五十歲的兒子、媳婦、女兒、女婿都要給金項鍊和戒指；內外孫子滿月都要送一只金戒指和一套衣服。這些繁瑣的禮節，她一一記得。當然，對於她的親爹和繼母每年的生日禮，更是不會忘記的，母親就是這樣一個禮數周到的人。二〇一五年秋天因父親車禍住院，很多親友來探望，分別也送來各式各樣的水果禮盒或營養補給品，父親出院身體好轉了，她仍不忘要我們載她一一到府去還禮，以表達致謝之意。母親的謙和有禮侍親至孝是眾所周知的，鄰里街坊們皆稱揚讚嘆！

在我讀國三上學期時，就是母親三十九歲那一年冬天，祖母因腦溢血中風一病不起。母親除了農務，更要一肩挑起家務和照顧祖母三餐及梳洗的工作，如此她更加忙碌，也要更加堅強了。有幾次，我幫忙照顧祖母，母親卻說這是她為人子媳當盡的義務，要我努力準備聯考就好。一直到她病倒了，罹患甲狀腺功能亢進和腎結石，住院開刀治療，這些工作才由我代勞。

母親這輩子真是多災多難，除了開刀，還遇上幾次車禍。最嚴重的一次是921地震那一年，為了去買菜煮午餐，給蓋房子的工人吃，騎摩托車被一年輕騎士撞飛，重重摔了一跤，背脊受傷，但因為怕手術會有後遺症，只有到國術館看醫生，貼貼膏藥減緩疼痛。沒料到這卻已種下禍根，加上年紀漸大骨質疏鬆，腰背日益彎曲，原本一六四公分高挑挺立的身材，如今只剩下一五〇公分，叫人看了難過不捨。脊椎的壓迫連帶五臟六腑都受影響，所以她的健康也隨之惡化亮起紅燈：呼吸不順、心臟乏力、腎功能不好。但勇敢堅強的她，仍堅毅不拔地日復一日、努力地做她的功課，早晚上香誦經。真的唯有埋首於經典之中，與佛菩薩精神感應那一刻，她才是放鬆的。她的靈魂終究可以得到解放，她的生命才找到了依託。

我們這輩兒媳，無法像她們這一代侍奉公婆。出門在外，各自成立小家庭，母親自然也看透想開了。如今，她仍自己彎著腰提著菜籃，到市場去買菜，拿起拐杖指著店家這要幾斤、那要幾兩。在霧峰市場裡，一家家買了她要的油、鹽、醬、醋、茶和各類食材，叫上計程車送她回家。偶爾我也陪她前往，總是佩服她的勇敢，因為她知道若不勇敢，誰替她堅強的道理。

小時候，因母親工作繁忙，由祖母帶大的我，與她互動較少，總覺得母親不愛我，較疼愛弟弟、妹妹們。但隨著年紀漸長，自己亦為人母，養兒方知父母恩。尤其在我罹患重病之後，多次住院，她為我祈福、為我以淚洗面、為我輾轉難眠。每當打電話找不到我時，那分焦慮不安、那分惶恐，是一個老母親一輩子的魂牽夢縈。而這魂牽夢縈，正如春蠶吐絲般的疼惜牽掛與思念，亦如涓涓長流水，無時停歇。回想母親這六十幾年來，為兒女們的辛苦付出，她孜孜矻矻地為這個家打拼，與父親胼手胝足建立家業，其中的辛酸血淚、只能往肚裡吞。如今兒孫雖滿堂，卻已日漸衰老，令人感傷！

然篤信佛教的母親，卻無懼於衰老病苦，她仍每天晨鐘暮鼓，虔誠地在佛菩薩跟前誦經禮拜。她明白終有一天，她將隨佛菩薩的接引至極樂淨土，而一切病痛疾苦亦將化為喜樂平和。母親的堅毅善良及敦厚的個性，亦將會隨著血脈遺傳給我們。

感謝老天，讓我與母親這樣的女性在世間相逢，成為她的兒女，更感謝母親在我小時候沒將我送人。人生道上有她的愛，一路相伴、一路成長，這大恩大德，終將難以回報呀！

手足情深似海

從小我就很愛上學，尤其是喜歡聞新書的味道，那油墨似乾未乾的新書，有著濃濃的氣味。每發新書的開學日子，總是教人期盼及興奮不已。小時候，沒多少課外書籍可閱讀，除了課本之外大概就是參考書了。每次新學期尚未開始，在寒假或暑假，我便會迫不及待地騎著腳踏車，到霧峰街上的茂光書局去逛個半天，在那兒看一點課外讀物，順便買回參考書。翻開新的參考書，我總是先看閱讀測驗這單元，因為可以讀到很多課本上沒有的故事。偶爾也會拿哥哥和姊姊的課本來翻閱，我喜歡和哥哥姊姊一起做功課、一起讀書。在菸寮的樓上，闢個小空間，裡頭有媽媽為我們準備的書桌，那個小天地裡有我們共同的夢。哥哥在他的書桌案頭上貼著兩行字：「養天地正氣，法古今完人。」哥哥和姊姊分別上了師大和師專之後，這裡的主人換成我、三妹和小弟，彷彿要經歷過這裡的不捨晝夜、不懈奮鬥才能通往美好的前程。

我們終究不負爸媽的期望，特別是母親的願力—在她失學的童年，便已許下大願：「我沒機會上學沒關係，以後我的小孩都要很會念書。」從小，我們在大哥安梧的領導之下，不敢貪玩，未曾懈怠。除了幫忙農事之外，就是念書。哥哥在他上大學及服兵役的階段，每次回來總要我們兄弟姊妹聚在一起，促膝暢談一番，談他的人生哲學、談他的抱負，也要我們彼此分享生活點點滴滴。在那個沒有網路的時代，家書成了我們彼此溝通交流的最佳途徑，哥哥和我們每週以家書往返，一人一封而且是以毛筆正楷書寫。給奶奶的就由三妹負責讀信，三妹總是能恰如其分地將書信的內容翻譯給奶奶聽，以解她的思孫情切；給爸媽的不外乎是報告他的近況，以及對兩老的關懷和問候；對我們當然就是打氣鼓勵一番，也順便回答我們一些課業和生活上的問題。他特別叮嚀我們，除了幫忙家務認真讀書之外，還得要寫日記，因為寫日記不僅可抒發個人情感，還可以鍛練文筆，一舉數得。每次返鄉的日子，他也會順手帶一些課外書回來給我們，特別是給三妹，因為他覺得三妹能詩善文是不可多得的人才。三妹在他的慧眼識英雄之下，果然文思泉湧，斐然成章。三妹長了一雙濃眉大眼，從小就喜歡自言自語編故事，在高中時代就能寫小說，大學還得過中興湖文學獎，然後出了一本散文集《惡靈》。兄姊好成績的壓力之下，她總是被忽略，於是個性也顯得孤僻些。她不喜人群愛孤獨，好自由不受牽絆，或許這就是她創作源源不絕的原因。三妹只差我一個年級，所以最能感受到我的強勢。從小，我時常看不慣她的一些行為，愛管她、叨唸她，但她好像也不回嘴，只是又將自己逃遁到她的故事情境裡。

她未步上兩個姊姊的後塵，而進了高商就讀。爸爸為她買了打字機，動作靈巧如她，打字速度堪稱班上獨一無二。高商畢業換了幾個工作，終究還是回到校園當學生去，她念了中興大學歷史系。大學畢業後，分別在小學、國中及私立高中擔任代理教師，最終甄試上玉里高中當國文老師，自是令人興奮之事，爸媽也為此感到萬分欣慰。結婚後，我們才變得熱絡些，常分享彼此的生活點滴或對戲曲、影劇的評論。她像個俠女一般，二十幾年來常開車走中橫或是南迴，為的是回台中娘家省親一番，這是我遠不及她的，因為我有駕照卻不曾上路。有一年春假，她正好也回台中，我從台北回來，要到彰基看診，她馬上載我前往彰化市中華路看醫生去。她的寬容，她的瀟灑也是我永遠比不上的。

大姊一直是恬靜文雅的，她多才多藝，在就讀師專時學過舞蹈、古箏、鋼琴、手風琴、口琴，還擅長水墨畫。對爸媽交代的工作，她總是很認真地將它完成，從不偷懶，是個標準的乖小孩。不像我一天到晚老往外跑，她大門不出、二門不邁，待在家裡盡她的職責毫無怨言。記憶中，她很少和我們起爭執或吵架，大概就是那麼一次：小妹念國中時，有男生寫情書給她，大姊數落了她一番。大姊也是我的最佳助手，國中時上家政課要打毛線勾毛衣、做圍裙等麻煩事，我都請她幫忙。她二話不說，總是幫我做得巧奪天工令人讚賞。

從小二開始，我就長得比大姊高，加上我生性活潑外向，自然搶了她的風頭，但她從不與我計較。爸爸能為我買鋼琴，也歸功於大姊的說服。她總是默默地為我付出，還分擔了很多家事，好讓我有更多的時間練琴。結婚後，她隨著姊夫到台東定居教書，姊妹們聚少離多，只能在逢年過節或寒暑假時會面。有一次，她接到我病危的消息，趕緊要搭火車到台北來看我。因為自強號票券已售完，她只能搭莒光號，漫長的路途上，她心急如焚、淚眼潸潸，恐怕見不到我最後一面。

小弟是爸媽盼了多年才來報到的孩子，以前農業社會總覺得家裡應該有兩個男丁好傳香火，大哥出生之後連續招來了三個妹妹，始終還未招弟。就在我五歲那一年的一個仲夏夜，男娃的哭聲劃破了繁星點點的夜空，降生在台中大里草湖的林家。猶記得姊姊、三妹和我躲在母親房門邊，想要一窺究竟，奶奶是第一個出來報喜的，她眉開眼笑地說：「是一個查埔囝仔，這擺真正出丁囉！」弟弟天生不是個胖娃娃，可能是母親身懷六甲時仍到田裡工作，忙裡忙外照顧一家老小，營養攝取不足，所以胎兒自然瘦小了些。大約三、四個月，弟弟頸子長硬了，奶奶看我還夠壯碩又貪玩，總是叫我揹著弟弟一起出去玩。三妹總愛跟著，我們三人步行到姑姑那邊的鄰居家找玩伴去。弟弟生來就溫和可愛，頗得人疼，所以還蠻好帶的。只是吃飯少不了邊吃邊玩，奶奶常常要端著碗，一邊追著他跑。

上小學後，他的功課並不是頂好，到了國中沒被編到最優班，但他卻在次優班裡當班長，這對他來說可是一個很好的歷練機會，累積了領導能力。國中畢業之後他讀了台北工專（現在的台北科技大學）土木工程科，這匹黑馬漸漸嶄露頭角，先後考上土木技師等執照，畢業後又考上研究所和高考，投身於公家機關，當起公務人員。先後在高工局及民航局上班擔任要職，二〇〇八年又請調到文化部台中文資局上班，榮任古蹟組副組長。弟弟一直很照顧家人，生了三個漂亮的女兒，我們老笑他住在女生宿舍裡，但他始終甘之如飴。對年邁八十的父母更是關愛有加、體貼入微，每於下班和假日總是耐心地陪伴在側，侍奉湯藥茶水。爸爸說弟弟是萬能的，家裡有什麼東西壞掉，經他的巧手一修都可復原完好如初。他更是綠手指，娘家空地上有他種滿的花草樹木，隨著季節變化而有不同的景緻風貌。他的巧手更發揮在家事課上，一幅刺繡做得唯妙唯肖，任課老師嘖嘖稱奇，一個男孩子，竟能耐心十足、慢工細活地做出連女生都自嘆弗如的女紅。我生病最嚴重的時候，他正值在金門服役，每每書信要我如何養生，該練什麼氣功功法，吃什麼東西保健，他對中藥也專研多年，通過中醫師科目檢定，只差特考一關了。服役期間一有假日，還要趕到台北探望我。他總是不惜犧牲自己的時間和體力，來照顧親愛的家人。

說起小妹更是寶貝，她的到來是個意外，也可能是來報恩的。爸媽本想生了小弟之後，有兩男三女就可以了，豈知體質偏弱的母親，胃下垂嚴重，醫師建議她再懷一個孩子，可將胃部往上提，果不其然小妹來得正是時候，母親的胃下垂真找到了藥方。那是一個吃過冬至湯圓後幾日的晚上，母親肚子疼了，奶奶說媽媽又要生小孩了，於是爸爸僱了車子載媽媽到台中醫院就診。那時候，我剛讀小學一年級的上學期，對於家裡又要添人口自是興奮莫名，我和哥哥、姊姊、三妹及弟弟期盼著新生兒的到來。

小妹是在醫院出生的，我們前面幾個小孩都是助產士到家裡來接生。猶記得爸爸陪著媽媽從醫院帶著小娃娃回來的那一天，我們在門口引領而望，盼了半天終於等到。我們圍著爸媽手上的小娃娃，跑著、跳著，搶著要看，只見她眉清目秀、皮膚白皙紅潤，安靜地睡在媽媽的手背彎裡，可愛至極。媽媽的奶水不夠，所以小妹妹只好喝牛奶。那時家裡經濟已漸寬裕，一罐罐「雪印奶粉」斗大的字，看得我好生羨慕，長這麼大還沒喝過牛奶呢！於是餵食娃兒的奶瓶，成了搶手貨，我們多麼期望她喝不完，這樣我們就可吸吮那人間美味。揹小妹又是我的工作了，應該說是我自告奮勇吧！她生來眼睛明亮、皮膚嬌嫩，是我們姊妹中最美的小孩。對她我總是疼愛有加，放學後迫不及待要回去抱娃娃，陪她玩、逗她笑、看她喝奶。她滿週歲那天正好是星期假日，一早我便興沖沖地要帶她出去玩，揹著她才跨過家門前的水溝，一躍而過，她卻被我拋到水溝裡去了。還好，那時候的水溝清澈見底，還有小魚螃蟹悠遊其間，倘若是現在的重工業污染臭水溝，小命恐怕不保啊！

小妹自幼聰穎伶俐、口才甚好，小學時期常常代表學校參加演講或朗讀比賽屢獲佳績。就讀師專當了我的學妹，也是辯論及詩歌朗誦社團的成員。在學校裡她總是最閃亮的一顆星，眾所矚目。畢業後在小學服務兩年，她就到美國進修取得幼教博士學位，繼續在教育界服務作育英才，頗獲學生愛戴。從小她就是我們家最寶貝、最可愛的小孩，加上她小我七歲，每到哪裡，我總喜歡帶著她，舉凡到同學家或看廟會、郊遊等等，她也習慣有這麼多哥哥姊姊疼愛著她。她還是爸媽的開心果，每次爸爸工作累了，回到家總要小妹為他抬腳，媽媽還不時在她紅潤的臉頰上親得吱吱作響。我生病期間她仍就讀師專，在附小實習，同事們知道她是我家小妹，總是常向她打聽我的病情。民國七十七年春假，我回台中娘家養病，當時病情尚不穩定，吃了一堆類固醇及中藥都藥石罔效，手腳關節仍疼痛不已，幾乎無法穿脫衣服和梳頭，還好都是她和三妹為我服務。她到美國念書的階段，仍不時地惦念著我，常寫信關心安慰我。在我轉到台中榮總就診時，總是從台北搭車到她住家先歇上一宿，隔天一早，她載我到榮總後才去學校上班。當下，我才意識到這個從小在我身邊跟前跟後，姊姊長、姊姊短的小妮子，也已成家，能獨當一面，為人妻、為人母、為人師了。

在我還是襁褓時，因為母親身體羸弱，差一點要將我送人。所幸，還是被留了下來。才能和這群手足結下深深的一段塵緣。一切珍惜、感恩！

孩子前世因緣

瑋兒—貼心暖男

「啊！他是你兒子呀？我還以為是你的弟弟呢！」這話聽起來，的確讓人欣喜若狂！是我年輕了嗎？還是這孩子太老成了？猶記得二〇一三年，我開演唱會時，在後台，我的聲樂啟蒙老師—林瀛鳳教授，見到瑋兒的第一句話是這樣說的。這孩子的確比同年紀的孩子要成熟穩重些，有時候或許他也想裝老吧？有一次，我給他一張朗鋼琴演奏會的票，當他到國家音樂廳時，便有一小男孩喊他叔叔問道：「叔叔可以幫我開門嗎？」那時瑋兒才國二吧！還有一次，我們利用假日一起到外子上班的國校教師研習會去散步，迎面而來，一位到此受訓的僑校教師開口問道：「請問你是這裡的公務人員嗎？」像是來尋求協助的？這年他是高二生。

前不久，他說有位大學女生問他：「叔叔請問海山捷運站怎麼走？」是的，不愛運動的他一副中廣身材，難免就是大叔的形象。如今像大樹一樣的身材，很難想像當年在豐原漢忠醫院誕生時只有二二五〇公克，還在保溫箱裡住了將近一個月。由於是長孫，婆婆疼愛有加。生下他半年後，我就罹患紅斑性狼瘡，無力照顧他，只好將他託給婆婆和小姑、小叔照顧。

婆家開柑仔店，早年這活兒生意興隆，忙起來連吃飯煮食的時間都是搶快的。大夥兒忙著招呼客人無暇理他，只好將他丟在一旁，自顧玩自己的，他一樣自得其樂不哭不鬧，頗得人疼。來店裡的客人，還會逗逗他，直說這孩子真乖、好福氣啦！每逢假日我和外子才回苗栗看看他，我會帶他去村裡的小學溜滑梯、跑操場、觀看校園植物。但當我病重時，再也無法帶他出去蹓躂。婆婆總會說：「媽媽身體不舒服，別吵媽媽喔！」他看在眼裡，也不敢過來要我抱抱。要回台北前，婆婆總會先將他帶到鄰居家裡，我們趁此開溜，免得他看到就要上演難分難捨的劇情。或許是他年幼時不在父母身旁，我們對他的照顧不如琳兒周到，這孩子有心事時，總不像弟弟那麼可以開門見山地談。

三歲半時，帶他上台北是他最快樂的時光，整天可以和父母住在一起，守在一塊。有一天，他問我可不可以畫一部車給他？不善於畫畫的我，自然是不容易的，只好買了一套書，要他自己看書學著畫。這書還分門別類：有交通篇、人物篇、動物篇、卡通篇等，教人用簡單的線條，便可以勾勒出各種不同的造型。後來也買了摺紙的書，他照書的指示便能折出飛機、小鳥以及各式各樣的動物。除此，也買了好多樂高玩具，他都能創造出自己想要的東西來。只可惜當時不像今日的手機照相方便，留下的影像著實寥寥無幾。

上一年級時，學校有位美術老師開了畫室，我帶他去上課，他很高興，每週可以去那兒畫畫，還可以學陶藝。出乎意料第一次參加兒童畫展就得獎，於是小二下學期，給他報考了新埔國小美術班。素描及水彩都九〇分以上，就是雕塑這項才七十分。原來他做了一隻烏龜，哈哈！難怪要槓龜了！這孩子也不會因為沒考上美術班而難過，每天仍在學校裡快樂地學習。

鋼琴只學一個月就停了，打擊樂上了一期也中輟，圍棋倒是他的最愛，學了二、三年跑不掉。平時上課也沒啥特別表現，功課成績在班上也非名列前茅，從不溫書也不寫自修測驗卷，課外書是看了不少。尤其對自然科學類特別感興趣，他常利用下午沒課時，去旁聽高年級自然老師上課。

我因身體狀況不好，每於下班後就累垮了，無法陪他做功課或溫書，頂多利用假日帶他去看表演。有一次，帶他去看京劇，中場休息時，他竟然在戲劇院大廳翻起筋斗。還有一次，我正午睡，他自己在客廳裡一邊畫水彩，一邊開著電視播放京劇。

這孩子除了能怡然自得外，還頗具耐心。那一年，剛到台北不久，還未滿四歲，我帶他去信誼基金會，想要買些玩具給他。但就在重慶南路南海路轉角，有人擺地攤賣衣服，我停下腳步，看了看、選了選，約莫快一個小時，他一個人就蹲在街角上，不哭不鬧地等我。國三時，他寫了一張耶誕卡，要送給心儀已久的女同學，為了表示誠意，他在那女生住家的附近公園，足足等了三個小時，過了一個與眾不同、刻骨銘心的耶誕夜。

高中時，他突然想學鋼琴，我也沒空教，他只好土法煉鋼每天勤練，把我以前彈過的樂譜都找出來彈，還上網下載李斯琴《鐘》的鋼琴樂譜，我真服了他。除此，還領了一個班級合唱比賽的伴奏工作，每天苦練終於也完成了任務。但功課卻丟在一旁，數學沒練習，當然就是面臨補考的命運，倒是音樂拿了九十九分。到了高三下學期發奮圖強，將所有的樂譜都塵封起來，鋼琴自然也不彈了，拼學測是刻不容緩的要務。最後上了台大大氣科學系，讀了兩年，還得了書卷獎。

有一天，他在廚房問我：「媽媽如果我大學念五年可以嗎？」我以為他要修輔系，便回答好，沒問題啊！誰知他竟是轉系，轉很大，轉工商管理學系，這一轉當然要五年畢業了。

畢業後入伍服預官役，長官賞識他、重用他。負責任的他，常常放棄假日留營待命，臨退伍時長官還希望他簽下志願役，在軍中繼續服務。後來幾經考慮，他還是選擇期滿退伍。我是希望他繼續升學的，但他總是主見很強，覺得應該先工作一段時間後再進修。第一份工作是到證券公司上班，每天晨起，西裝筆挺地出門去迎接挑戰，但生性敦厚老實的他，不擅言詞因此無法達到老闆的要求，三個月內要找到三十個人開戶，只做了兩個月，就知難而退、自動請辭了。

之後還在超商打工，也再回到了學生時代任課的補習班教課。幾經波折，還是選擇留在補習班作育英才，擔任國高中的數學課程。只是每天下班回來十一、十二點是常有的事，害得我再累，都得等門，等他安然回來，跟他聊聊幾句才放心去睡覺。孝順如他，有幾次我身體不適住院治療，正逢他未開學或放春假，他都會到醫院陪伴、照顧我。他的細心、耐心有時是他老爹所不及的，連阿公、阿嬤都要豎起大拇指稱讚一番：「將來誰好福氣，可以嫁給他？」

轉眼間，他已經到了適婚年齡，但總未見紅鸞星動，不像弟弟一上大學就戀愛成功。記得他國中時曾問我：「將來可不可以娶一個大他十歲的女生？」我直覺反應：「你是喜歡上哪一個任課女老師呀？」或許是情竇初開使然，國高中的大男生，總是對漂亮女老師，多少有一些仰慕的。求學期間，自然也有他暗戀的女同學，但這靦腆的孩子，就是不敢認真主動出擊。猶記得他還曾說過，以後結婚的對象，只要我看可以的，他都唯命是從。只是不知哪家千金真正有福，可以和他匹配呢？就等月下老人牽紅線吧！

對於孩子，身為父母，不同階段有不同的牽掛與思念，懷孕時希望他平安生下，四肢健全。稍長看著他學爬、學走、牙牙學語、學認字、寫字。感冒生病時，恨不得替他承擔這一切。上學了，期待他認真學習迎頭趕上。畢了業，希望他有份好工作，還期望他早日成家。常有人說女兒是爸爸上輩子的情人，那兒子呢？莫非兒子也是媽媽上輩子的情人？有時，倒覺得他比較像是我老爹或是師長，他總是如此沉穩、不慍不火、不焦不躁，對於我的缺點都能一一包容。

有一次，他陪我到台北市南昌路買年貨，出手大方的我，一家買過一家，他左手提、右手掛，都快提不動了。冒出一句話：「媽，以您的消費能力，看來我以後得多賺些錢才行！」用這樣一句話，來提醒為娘的我要量入為出。

佛家講一切緣生、緣滅、緣聚、緣散，宇宙之大浩瀚無邊，能成為一家人自是有緣。我也曾多次感謝他和琳兒，今生今世投生李家，成為我的子嗣。「父母疼子長流水，無時停；子想父母樹尾風，有時陣。」感謝我有機會為人子、又為人母，養兒方知父母恩，在這兩代親情之間，深刻體悟其中悲歡苦樂。

孩子前世因緣

琳兒——陽光男孩

這大男孩從小時候，每次出門就習慣拉著我的手一起走。帶著他去散步、看表演、旅遊、上學、吃飯、逛街。穿過大街小巷，走過山巔海角，跨越了二十六個年頭，他依舊是個貼心、善解人意、彬彬有禮的好孩子。有了他之後，家裡除了增加人氣之外，還帶來了許多歡樂、欣喜及希望。他一直是爸爸的開心果，哥哥的最佳玩伴，更是我的心靈捕手。可以和他聊戲劇、談音樂、說文學，還可以訴衷情。心情不好時找他聊聊，經他分析解剖便能豁然開朗，這孩子心智分明是比我這媽成熟多了，換句話說是比我有智慧。筋骨酸痛，適時來一陣推拿按摩好消除疲勞。

回想當年意外懷孕時，因長期服用類固醇，生怕這孩子生來不健全。或許是老天爺聽到了我的祈求，他四肢健全，五官端正清秀，顯然是我多慮了。從小他就斯文有禮，人見人愛，只要吃飽睡足，幾乎是不哭不鬧、不吵人，是個好帶的孩子。除了上班時將他託給奶媽之外，其他時間我幾乎都是陪著他，去哪兒都帶著他，有時上醫院看門診，也只好帶他一起去。

記得有一次，到台北國泰醫院就診，照往例在看診之前，需先抽血驗尿做定期檢查。他看我被扎針抽血的當下，竟說：「媽媽痛痛，我替你抽好嗎？」那時他才四歲吧！他知道我白血球數量太少，還說要捐白血球給我。不過這技術恐怕還有得等，我曾有輸血小板的紀錄，但似乎未曾聽聞有人專輸白血球的。

這小孩可真是菩薩心腸來著，在他五歲時，中視首播《還珠格格》電視劇，每當他看到劇中女主角還珠格格被欺負受委屈時，他就哭，在他小小的心靈裡，升起了憐憫之心。從幼稚園、小學到國中、高中，模範生應該算是他最常領的獎項，國中二年級時，他還將獎品送給班上最弱勢的那位同學。問他原因，他竟說這些東西我都已有了，就送給最需要的人吧！家裡多餘的吉他、烏克麗麗，照樣借人，從不催討，有時反倒是我捨不得。他的第一把吉他，在國一時被班上一位男同學不小心弄斷了頭，他還是不怪那同學。我心疼的是新吉他就被弄壞，他反而雲淡風輕地說那同學又不是故意的。莫非他是菩薩轉世，富有悲憫之心、智慧心，總是善解人意從不與人爭吵。對於我的碎碎叨唸，他還真能四兩撥千金，一句「媽媽辛苦了，我愛您！」就能化解。對於爸爸的囉嗦叮嚀，他就是能見招拆招，惹得他老爹不愛都不行。因此，勤儉持家的外子，總是按時給他匯錢，以備不時之需從不拖延。

他喜歡閱讀，或許是得自於他老爸的遺傳基因，甚或有過之而無不及。寒暑假時，宅在家裡不出門就是看書，成果斐然，一天還可讀完五、六本。在他小學三年級時，幾乎已將金庸小說閱讀完畢，只差《鹿鼎記》未讀。直到現在他仍是漫漫長夜書當枕，滿床的書。偶而他也伏案寫寫隨筆小品，發表在部落格。

允文允武的他在功課繁忙之餘，彈彈吉他算是他最佳的娛樂消遣。在上國中時就說要參加吉他社，一向尊重孩子選擇的外子，自然給了錢買吉他。這一學，竟到了高二下學期成果發表之後才告一段落。高中時為了彈吉他，他差點耽誤了功課，最嚴重的是數學還重修。他和吉他社團同學們約定好，成果發表之後一起落髮，宣誓用功準備學測及指考。這群孩子果然好樣的，個個上了自己心目中理想的學校。

動靜皆宜的琳兒喜歡打籃球，每於週休二日或課餘都會約同學一起打籃球，這陽光男孩擁有一身黝黑皮膚，明明記得他小時候是白皮膚的呀！怎地再也白不回來了？他身高一七六公分，還有腰身，想不擁抱他也難。還曾跟他開玩笑，我要是你同學一定要倒追你，惹得他又是一陣傻笑。這孩子上了大學之後，竟也有了要好女友。猶記得上大學前的暑假，我帶他去埔里朝山，他許的願望是金榜題名外，還加了一項就是戀愛成功，果不其然還真的如願了。最近我們再去朝山，他又許了願—去比利時交換求學一切順利；外加將來要生個白白胖胖的孩子。我不禁莞爾，這孩子真的長大了。小時候，媽媽長、媽媽短地叫著，那跟上跟下，跟前跟後的日子早已遠去。

有時在路上、在公園、甚至在劇場看到年輕媽媽，帶著孩子大手牽小手，那溫馨幸福的畫面，彷如昨日的我。怎忽一轉眼，甫呱呱落地的娃兒，竟已是個儀表堂堂、氣宇軒昂的大男孩了。

回想幾年前，他考完指考選填志願時，差一點兒鬧家庭革命，明明分數可以上台大，他偏不選台大，而選填政大歐語為第一志願。四年下來的法文課程成績雖沒名列前茅，但至少看到他的努力、他的成長。他積極向上，除了法文之外，還選俄文、波蘭文，課餘擔任教授的助理，還到餐廳打工賺取學費，並努力籌畫參與系上活動。他已獨立自主會照顧自己，對於未來也有他的生涯規劃，我是應該放心了。孩子長大不在身邊，難免陷入空巢有些失落，但相對的也輕鬆了些，只要從旁支持、鼓勵他。浩瀚天空任遨遊，就放手讓他飛吧！期許他選定人生的方向，飛向美好的未來，鵬程萬里！

美聲與大眾結緣

病中日月長，在病榻的日子，果真不好過！想著出院以後要做什麼？也惦念著國家兩廳院正上演著什麼節目？好希望衝出病房，去看一場歌仔戲也罷；去聽一場管弦樂也好，就是別老窩在這令人窒息的病房。真的忘了進出病房有幾次了，耳邊似又響起那台北榮總打掃的阿桑說：「妳又住進來了啊？」生病初年常住院，就連打掃的阿桑都認得我，彼時真不知漫漫長夜何時了？然那個每天守著病房、守著我的外子，下了班還得急急忙忙、從板橋趕到位於石牌的榮總，好遠的路程，好令人擔心啊！因為前途茫茫無所知，最怕的就是醫生要他再簽一次病危通知。台大醫院住了六十天，台北榮總陸陸續續也住了好幾個十天或半個月，我真的不敢奢望是否還能再唱歌？還能上舞台表演？只求平安過日子，不再住院，不再麻煩外子如此奔波，不再讓父母擔憂、淚眼汪汪！

一直到了民國七十九年春天之後，終於曙光出現病情稍穩定，暫時不用再住院。那年七月我報考了台北市立師範學院（現在的台北市立大學）暑期進修，因準備時間倉促，成績是落在特教系。我仍抱著非音樂系不讀的念頭，一直到民國八十一年暑假，終於順利進入國立台北師範學院（現在的台北教育大學）進修部音樂教育學系就讀。皇天不負苦心人，終於能重新開嗓練唱。每天一早從土城搭公車，轉火車到萬華，再搭乘計程車，到位於台北市和平東路二段的國北師。到了學校大約七點四十分，距第一堂課還有些時間，我總是把握那短短的幾十分鐘發聲、唱練聲曲，展開一天的學習。那些日子真是既美好又充實，除了幾門需要研讀的功課，其他時間都用來彈琴和唱歌。聲樂老師姚和順教授給了我很多肯定和鼓勵，參加比賽獲獎，加上畢業公演，飾演歌劇女主角一職，都的的確確讓我重拾信心及希望。於是，我再度默默地許了願—希望將來能開個人演唱會，以鼓勵病友們，希望他們不要因病一蹶不振。而這夢想也終於在二〇一三年五月三十一日當天晚上，在台中教育大學的音樂廳實現，我真的做到了！

或許，這願真起了連鎖效應，在一些機會場合，朋友們總是會奔相走告，說我開過個人演唱會。於是，總有一些萍水相逢或舊識朋友要我唱歌。在遊覽車上，用麥克風唱著我熟練及悅耳動聽的歌曲，大家無不讚賞。最值得一提的，是每週二到溪頭健走，當我們一群朋友經過銀杏林，爬到最高點的涼亭，大家一起用午餐之後，他們總是要求我高歌一曲，為大家解解疲勞。雖是清唱卻也引來很多過路遊客駐足聆賞，他們都拍手叫好，約定下回還要來聽，就這樣每週二到溪頭，是我開嗓與大家分享美好歌聲的日子。退休後如願以償的圓夢，開了個人演唱會。感謝老天在我罹患重病多年之後，仍給機會讓我上台唱歌與大家結緣，也因此應邀再次進入學生時代參加的靜宸合唱團，參與多場演出，並擔任領唱及獨唱。最難得的是於二〇一七年七月隨靜宸合唱團遠赴德、奧、捷演出，擔任獨唱，並演唱蕭泰然先生的〈上美的花〉佳評如潮。而更令人雀躍的是：合唱團早與台灣體育運動大學合作多年，竟因我擅長演唱客家歌曲，邀我參與他們舞蹈系的年度演出——客家歌舞劇《灶》，飾演客家阿嬤一角，北中南連演四場。

這客家阿嬤，卻也博得滿堂彩，令人拍案叫絕！我從不知自己還有此能耐，前前後後忙了兩個多月，從選角、選曲、彩排、練習、直到上台，我充分入戲，一直以我婆婆為典範，將自己飾演的客家阿嬤角色發揮得淋漓盡致。因此體大的學生們都叫我一聲聲「阿嬤」。一下子誤搭了小叮噹的時光機，我竟已是八十好幾，垂垂老矣的老太婆了！隔年十一月，體大又在中山堂做一年一度的舞蹈公演，我應邀前往欣賞。舞蹈系潘莉君主任的公子秉恩，當年飾演我的孫子之一，他看到我叫了一聲「阿嬤」，隨即向潘主任說「阿嬤」來了。當時莉君主任還真以為她娘家媽媽，怎也趕來看表演了呢？

住在台北的二十五年日子裡，除了養病、教學、看很多表演之外，我仍是常把握機會學習。我再去學鋼琴、練聲樂、上客語、客家歌曲課程；還去保安宮和廖瓊枝老師學歌仔戲。另外，也學詩詞吟唱，最可貴的是當年教我客語詩詞吟唱，指導我去參加比賽的前復興高中羅悅玲老師，至今仍常與我保持魚雁往返，成了亦師亦友的難得緣份。

詩詞吟唱對我而言，則是另一種聲音及感情的表達。利用我的聲樂基礎，加上我對古典詩詞的熱愛，每一次的吟唱同樣獲得讚賞。尤其是李後主的《虞美人》一曲，用客語吟唱，則更能將入聲字的鏗鏘有力發揮到極致。每每演唱此曲，總是叫我娘家大哥安梧教授嘖嘖稱奇。於是，他要我去他創立的元亨書院開課，教古典詩詞吟唱。也因此，中部幾所大專院校和中小學，都常邀請我去指導詩詞吟唱。在民國七十年代，幾乎各級學校都積極推廣詩詞吟唱，每年各縣市也都紛紛舉辦比賽，以互相觀摩學習。如今，世代更迭，詩詞吟唱已難拾往日情懷，不免令人感到惋惜。不過，我還是希望在有生之年，仍能盡棉薄之力，將自己所學貢獻於社會大眾。

最近，我突然很想去學配音技術，中廣新傳媒學院開的這門課程，頗引人入勝，我應該還有這個天賦吧？因為在孩子仍就讀中學階段時，常有補習班打電話來，不勝其煩。有一次，我佯稱自己是孩子的妹妹，用稚嫩的聲音跟補習班的電話訪問員回答：「媽媽不在家，我不知道。」於是，對方就掛斷電話不再囉嗦了。感謝天地父母賜給我一副好嗓子，希望無論在何時或在何處，都能用美好的音聲和曲調，與普羅大眾結好緣。透過美好的歌聲，讓世界更溫馨、更幸福！

經驗分享轉煩惱爲菩提

罹病之初，醫生說此病死亡率偏高，如今都已超過三十年了，其中甘苦辛酸，箇中滋味真是冷暖自知。每個病友都是獨立的個體，從來沒有兩個人的病歷是完全一模一樣的。紅斑性狼瘡又分為全身性紅斑狼瘡及圓盤性紅斑狼瘡。後者屬於皮膚上的病變，而我得的是全身性紅斑狼瘡，身體抗體會侵犯全身器官，是屬於比較嚴重型，生命隨時岌岌可危。我的自體免疫系統失調，自我抗體最初侵犯腎臟、關節。再來又侵犯我的血管、腦神經、肺部、甲狀腺、肝臟，併發很多疾病，因此多次瀕臨死亡。父母、婆婆、兄弟、姊妹及我摯愛的先生和孩子們都曾為我的疾病而深感憂慮，怕我一命嗚呼！然而也因這般切關懷，給了我很大的意志力，我絕不能拋下親愛的父母和家人，一走了之。而能苟活至今日，除了醫學的發達、醫生的視病如親、仁心仁術之外，最重要的貴人就是我的先生，他無微不至的照顧，不離不棄。我的病情才得以緩解下來，以下是我個人想和大家一起勉勵的：

1.不信偏方接受正規治療

一開始我也是病急亂投醫，不相信西醫，出了院遍訪名醫，吃了一堆中藥，到後來還一直拉肚子。只要有人善意提供資訊，都不厭其煩地去嘗試。吃健康食品、試針灸、服偏方等等無奇不有，甚至連香灰都下肚了。服用中藥的時候，還真以為類固醇的劑量可因此減少，也好避免月亮臉和水牛肩的副作用。但病情始終無法控制下來，只有弄得更糟糕，還得常常住院。得到這些教訓之後，方明白回到正規治療才是王道。醫師給了類固醇劑量，一定是在安全範圍，而且是可以控制病情的。後來，我真的信任我的主治醫師，密切與他配合。按時服用定量的藥物、定期回門診追蹤檢查、積極參與醫學講座、努力吸收醫學新知並常與病友們經驗交流，互相勉勵打氣。漸漸地，病情獲得控制，服藥的劑量也隨之遞減。

2.醫病合作

照顧紅斑性狼瘡患者的醫師，常不眠不休，是極其辛勞的！因為病患初期病情常不穩定，心情也隨之低落，這時醫師除了要對症下藥以緩解病情之外，還得關心病人的情緒。比如我曾因抗體侵犯腦神經語無倫次之外，還情緒失控對醫生咆哮，喊著要出院。所幸榮總的住院醫師很有耐心極富同理心，並沒被我打敗而置之不理，留我繼續住院並好好接受治療。在主治醫師蔡肇基主任及其醫療團隊的協助之下，病情終露曙光，得以緩解而平安出院。

除此，蔡主任也常因病患掛急診或病情惡化，於半夜飛奔到急診室和加護病房，可說是視病如親，極其照顧病患。我也常多次麻煩他、害他辛苦了。我認為除了醫師的照護之外，個人更應該力行遵從醫囑：按時服藥、定期追蹤檢查、生活作息正常、飲食平衡，保持愉快的心情、避免感染。儘量保持病情的穩定，也可減去醫生們的負擔及壓力。唯有良好的醫病合作，才能讓我們擁有更美好的未來。

3.親友的支持力量

我的主治醫師蔡肇基主任，曾在他的《全身性紅斑狼瘡》一書中，明白的指出：有家人陪伴支持的病友，大多能日漸康復，病情得到緩解；但缺乏家人支持的病友，真的就意志消沈，無助於病情的改善，甚至還惡化。

猶記得當初，入住台大醫院，診斷出罹患紅斑性狼瘡時，心情極其沮喪，一心想死。但回首看那不離不棄隨侍在側的先生，就於心不忍，還是挺住了。我不可如此無情地，拋下他及甫出生半年的小娃兒。在這漫長的治療過程中，要承載多少辛酸血淚呀！而日夜照顧我的先生他更是如負重擔，壓力之大，幾乎叫人窒息崩潰！

所幸一切都走過來了，我很慶幸：有愛我的父母、婆婆、先生、手足和師長好友們，在他們的念力及助力之下，讓我很快地就能勇於面對疾病、接受治療，拋掉陰霾、重見陽光。

4.正向思考：養成快樂的習慣

「喜樂的心乃是良藥，憂傷的靈使骨枯乾」（箴言十七22）。早在四千多年前，所羅門王就發現這個事實。如今，科學家也證明：當我們的內心處於平安喜樂的狀態之下，透過腦神經及腦內各種神經傳導物質的作用，就能使身體處在一個和諧舒適的光景中。但天下本無事，庸人自擾之。我們常陷於情緒的泥淖中而不自知，每天忙忙碌碌，弄得精疲力盡，心情不好、睡不著、吃不下，身心失去平衡而生病。我會罹患紅斑性狼瘡也是難辭其咎，因為我總是忙碌不已、東奔西跑不知休息、愛計較、太貪心、太求完美，什麼都想達到盡善盡美。

小時候，常常因一些小事，讓自己陷於惶惶不安、悶悶不樂的情緒。怕考試成績不好、怕老師或同學不理我、怕爸爸媽媽不高興、怕挨罵或挨打。

罹患重病之後，開始閱讀一些有關身心靈的書籍，也利用暑假到教育大學修心理學課程，慢慢才解開這些內心的束縛。有了內省功夫，才知道問題出在哪裡而尋求解答。加上有了信仰，透過誦讀佛經、持佛號和打坐、冥想，都能讓我內心歸於平靜，得到安頓。凡事往好處想，事情果然都能有所改觀。朋友們！請記得：每天在鏡子前嘴角往上揚，自然就有美好的心情，而展開充滿正能量的一天。

5.不自閉、不自怨自艾

早期我也常抱怨為何會生病，這病為何選擇了我？而成天不開朗！在住院的當下，有一群自稱是蝴蝶俱樂部的朋友，到病房來看我，並給了一些資料，其中也有她們個人的心得分享。原來這群姐妹們也是罹患紅斑性狼瘡的病友，她們希望在透過病房探訪的機會，一邊宣導醫學新知，一邊也鼓勵病友們勇敢面對疾病，接受治療。後來我也加入了這個團體，積極參加醫學講座，與病友們互相交流，身心因而獲得調適。

這個病友團體，也在台北榮總免疫風濕科的醫師們支持及奔走之下，向內政部申請，於民國八十年三月成立了「中華民國思樂醫（SLE）病友協會」，會址設於台北榮總。協會透過辦理醫學講座，提供病友們與醫護人員及社工人員的溝通管道，也使得病友們有機會互動及分享。加上刊物的定期出版，讓病友們隨時獲得醫療新知，心裡有所依靠外，並能發揮互助精神，對病情的緩解大有改善。除此，近年來協會也建立了臉書粉絲專頁，更有效率地為病友們服務。

可惜仍有少數病友，怯於面對自己的疾病，故步自封、一蹶不振。希望病友們都能勇敢面對，接受罹病的事實，不再封閉自己，多多參與 SLE 病友協會舉辦的醫學講座，對紅斑性狼瘡疾病，有更進一步的了解。也透過與病友們相互交流的機會，彼此支持鼓勵，俾使病情穩定。期待病友們，都能擁有更健康、更美好的未來！

6. 養成良好的生活習慣

好的生活習慣不僅可提升我們的生活品質，還可延年益壽。根據美國醫學研究指出：影響人類壽命的原因有五成與平時的吃、喝、拉、撒、睡等生活作息密切相關。對於一個患有重病的人，養成良好的生活習慣，當然更是刻不容緩的事了！

(1) 充分的睡眠不熬夜

現在的社會，科技日新月異，使得我們無法如古人之日出而作日入而息，三更半夜燈火通明大有人在。以我個人的經驗，睡眠充足隔天精神飽滿，做事有條不紊。但如果喝了咖啡或茶飲品可能就要整夜失眠了。專家建議每天的睡眠時間盡量達到七至八小時，熬夜更是有害健康，所以最好能早睡早起身體好。

(2)均衡健康的飲食，多吃食物少吃食品

自從罹病之後，因醫師建議飲食不要太鹹、太油，加上我的過敏原是海鮮。諸多因緣際會之下，我選擇了蛋奶素食物，慢慢地改善了腎炎，身體狀況也日益健康。曾閱讀一篇日本養生專家的文章其中提到：食物的選擇最好能配合五行—黑、白、紅、黃、綠，五色食物兼備。於是我在烹調時都會特別注意五行調配，黑色有黑木耳及香菇；白色有豆腐、金針菇和杏鮑菇等菇類食材；紅色的紅蘿蔔、番茄、紅棗、枸杞子；黃色則選擇咖哩、南瓜、薑、等食材；綠色則有蔬菜及瓜類等；油品則是選擇橄欖油、苦茶油、玄米油、麻油等，不選擇調配的油品；米則是選擇優質白米加糙米或者是五穀米、十穀米。

當季水果和新鮮雞蛋及豆漿、麥片、五穀粉、堅果等也都是每天必攝取的食物。茹素三十幾年下來，身體狀況真的改善很多。而且盡量選擇新鮮食材，少吃再製品。除此，還要避免暴飲暴食，吃得八分飽，兩分助人好。還有多喝溫熱開水，不喝冰品及含色素的飲料，少喝茶及咖啡。

(3)不抽菸不喝酒

抽菸喝酒有害健康是眾所皆知的事。

(4)不鑽牛角尖、常懷感恩心

生活的快樂與否，取決於我們自己的心境。凡事往好處想，一切皆美好。少一分抱怨，煩惱自會煙消雲散。多一分快樂，幸福自會報到。當然，這三十幾年來，我也曾多次埋怨為何生病？但經歷這些病痛之後，更能感受到人間有愛，有愛最美。因此，每天我都會感恩老天又賜給我美好的一天，美好的一切！有了正面積極的生活態度、身心平衡，病況自然也會隨之好轉。

7.養成運動的習慣

學生時代我是個運動健將，運動會跑接力持第一棒，短跑、籃球隊、手球隊、桌球隊都少不了我；國中時代還被男同學封為「飛毛腿」。曾幾何時，出社會進了職場開始教書之後，就很少運動。尤其純粹擔任音樂科任之後，更沒機會上體育課，真的是與運動絕緣了。

罹患紅斑性狼瘡之後，盡量得避免日曬。因此，不運動似乎是天經地義的事，有些老師和朋友們建議我可以練瑜珈、打太極拳或游泳。但，就是一個「懶」字，沒人督促毫無動力，就這樣日復一日、年復一年的延宕下去。所以病情只能靠藥物控制，運動閃邊去，身體狀況一直未見硬朗。

直到民國九十二年九月，好友曉青硬拖我去上瑜珈課，剛開始許久未動的手腳關節，像石頭一般硬。上完課回家之後，全身痠痛只想放棄再也不碰，但又怕辜負老友的一番熱誠。於是第二次、第三次，就這樣持續一年之後，身體狀況真的有改善。那一年幾乎沒感冒，只是例行回診抽血驗尿拿藥，病情也穩定了下來。

民國九十七年七月我開始練梅門氣功，除了減去因服用類固醇增加的重量，體重恢復正常之外，精神體力也變好。一〇三年六月開始參加每週一次的太極拳課程。一〇四年五月開始每週到溪頭健走，呼吸新鮮空氣，吸收芬多精。現在我每天都會安排時間練梅門氣功，每週打太極拳和戶外健走。除了身體狀況改善外，心情也變得更加愉悅了。

運動可以促進血液循環，增加心肺功能，肌肉及骨骼的韌性也能適度保持，還可以增加腦內多巴胺的分泌和吸收，使得心情舒緩。希望病友們都能夠養成適度運動的習慣，讓身心更加健康快樂。

8.注重衛生、慎防感染

因病情需要服用類固醇或免疫抑制劑，難免造成免疫功能降低等副作用。很容易受到細菌侵犯而感染。例如呼吸道、泌尿道、腸胃道或傷口的感染等等。若不幸確診了，也可能使得病情惡化，因此要特別避免感染。以我個人習慣盡量要做到下列幾點：

(1) 勤洗手，注意天氣變化。
(2) 盡量避免出入公共場所，並與感冒的人保持距離以策安全。
(3) 注意個人衛生，以減少泌尿道的感染。
(4) 不吃生食和不衛生的食物，以避免腸胃道感染。
(5) 白血球若太低（3000/μl以下），請戴口罩以減少感染機會。
(6) 任何小傷口不可大意，避免釀大禍。
(7) 住家環境保持整潔通風，可減少感染。
(8) 每年施打流感疫苗：施打前可與主治醫生充分溝通討論。

祈願病友們都能勇敢面對疾病，積極接受正規治療，不信偏方，並與醫師有良好互動。更殷盼病友家屬們都能給予支持鼓勵，讓病人擁有力量應付身體上的不適。有正面的人生觀，不自閉、不怨天尤人、常保一顆喜樂之心，並與疾病和平相處，相信病情定會大大改善，人生終將迎向光明！

後記

謝謝各位耐心地閱讀我娓娓道來的生命故事，如同聆聽我唱完一首歌一樣。文字表達並非我在行之事，要完成這樣一部生命書寫，比起八年前的那場演唱會，的確是要難上幾倍。所幸，總有一些貴人出現，提攜我、指導我、督促我。雖然前後花了將近六年的時間，總算完成這份艱鉅的工作。尤其要感謝楊淑娟和王秀珍兩位老師，在寫作上的經驗分享與指導。

感謝我的父母，除了給我肉身之外，還傳承了他們堅強的DNA，在面對困難時不輕易低頭，懂得堅持和努力不懈。

感謝這個痼疾，帶給我機會，讓我停下腳步，靜下心來感受疾病的善意，並審視過去的自己。原來世間事並非都能如計劃順利進行著，各種緣分、際遇都值得珍惜。

珍惜親情、愛情、良好的醫病關係之外，師長及朋友更是我始終念茲在茲的。尤其是師專時代的蔡秀道老師、尤淑純老師和林瀛鳳老師；國中時代的兩位導師張碧秋老師和林道隆老師；小學階段的蔡足霞老師，感謝師長們一路上給予支持和鼓勵。除此，好友曉青在我入住台北榮總時，幾乎天天探望，還送來現煮的熱騰騰食物；好姐妹慧娟總是適時地發揮她的護理專業，給予支援及溫馨接送；曉鴻伉儷在我吐血當天，還特地從台北趕往台中榮總，送來佛經、佛珠祝福，峻豪學長還特予發願，從此長年茹素。其他如小學、國中、師專的同學和學校同事們，也都在生命道路上給予我許多關懷與安慰。倘若沒有這些可貴的情誼，一再為我點燃生命之光，那麼這奄奄一息的羸弱病體，隨時可能在呼吸之間，頓失所有。學會感恩，讓我深刻體會到愛與和平，原來生命是禍福相倚，是需要有往返的，這一往一返、一動一靜，才能回歸生命的本質。

然而，那日日夜夜守護著病人的你，卻是最容易被我忽略。從二十六歲到六十歲，多少淚水、汗水交織的漫長歲月，多少跋涉、多少磨難，若不是那堅如磐石的愛，是無法走到今天的。是靈魂的思念抑或前世的約定，讓你今生得如此為我奔波勞碌？多少個春夏秋冬，多少次突發狀況，救護車或自家車疾行穿梭於忙碌車陣中，傍徨無助、等待、忍耐，無怨無悔、勇敢無懼。相信生命的光亮，終將劃過黑暗的天空，迎來黎明！

深深感謝你，親愛的！

　願將此書送給親愛的你和家人們。

林聆　寫於二〇二一年十一月十八日未時

備註：音樂會影音分享網站，請掃QRCode條碼，即可聆賞。

音樂會連結

附錄

惠美二妹

惠美二妹，只小我一歲十個月，與我甚親，經常往來，互談心事，分享生活點滴，至為喜樂。我有此妹，備感幸福。

一

惠美國小時，長得高，領導力強，當了六年班長，甚得師長看重，同學愛戴。每次段考，將近滿分，總拿第一。六年級時，她的導師經常出差（當時不知為何沒代課老師），只交待班長要管好秩序。這時惠美當起小老師，不只管好秩序，更積極備課，將課本及參考書讀得爛熟，負起教學任務，儼然一位老師。去年我拜訪了當時的教導主任（劉校長），他還提起此事，對惠美大為讚賞。

惠美國二時，我已讀師專，平日住校；大哥讀師大，遠在台北。這時惠美即是家中最大的孩子，責任加重。不久，祖母中風，惠美放學後，須先幫忙家事農務，再複習功課，往往至半夜才就寢。她不畏艱難，勤奮苦讀，終於如願考上師專。

二

惠美在音樂方面，頗富天分。記得幼年時，幼稚園巡迴教師到村裡教學，我與惠美前往學習。當時老師彈風琴教唱兒歌，我用心聆聽，大聲跟著唱，只見惠美靜坐一旁，似乎不懂。不料一回到家，我完全忘了曲調，而惠美竟能完整唱出。她八歲時，學唱布袋戲中的曲子——〈苦海女神龍〉，聲調唱腔無一不像，家人皆感訝異！

惠美進師專後，希望四年級選讀音樂組。欲選音樂組，得先學好鋼琴。惠美為了學鋼琴，利用時間兼家教賺學費。惠美學琴，至為勤奮，為了訓練手指靈活，可謂處處是琴。大腿是琴，書桌是琴，餐桌是琴，隨處看她雙手手指不斷抬著、彈著。當時家中沒鋼琴，遇到假日及寒暑假，無琴可練；向附近學校借，學校不准；向別人借，隔壁村裡就只一台，要借也得人家點頭。為了練琴，惠美嘗到許多人間冷暖；父親不捨，積極籌錢，終於買了鋼琴。惠美得此鋼琴，甚為感恩，每到假日，日夜勤練，終於學有所成，彈得一手好琴。惠美選讀音樂組後，又積極學聲樂。師專五年級時，即獲得台中縣女聲獨唱冠軍。

三

惠美師專畢業後，除用心教書外，還繼續練鋼琴、學聲樂，又兼家教，總希望一天有四十八小時可用。那種拼勁，直教人佩服！惠美婚後懷孕期間，拼勁如昔，還得每週假日回苗栗婆家當好媳婦（當時惠美在台中師專附小任教）。就這樣不斷燃燒體內燈油，免疫系統遭到破壞，終於在生完長子天瑋四個月後發病，病名為紅斑性狼瘡。

惠美得病後，最初幾年，病情一直無法控制，多次住院，幾度病危。猶記民國七十七年某夜，大哥來電告知惠美病危，有性命之憂（當時我已定居台東）。當夜我輾轉難眠，儘想著自幼至長我倆生活的點點滴滴。好不容易捱到天明，隨即向學校請假，坐莒光號火車北上（臨時買不到自強號）。此時擔憂害怕佔滿我心，儘管旁座有人，仍不住拭淚，直想立刻奔至她身旁。車行轟轟，七小時後，抵達台北車站，搭了計程車直達醫院。進了病房，眼前月亮臉、水牛肩、胖肚子、四肢細瘦的女人，竟是我妹惠美！怎數月不見，變得如此？當下即握住她雙手，久久無法言語。此情此景，至今難忘！

惠美罹此痼疾，幸得妹婿俊湖細心照顧，又遇良醫診治，終得好轉，病情得到控制。從此惠美謹遵醫囑，長年茹素，勤練氣功，與病和平相處。幾年後，竟意外懷孕，順利產下次子天琳，舉家歡欣！

惠美在教學之餘，仍不斷精進音樂。在病情穩定後，利用暑假，進修國北師音樂系，畢業後又留職停薪，繼續攻讀國北師音樂研究所，以第一名佳績得到碩士學位。她在退休後的隔年（一〇二年），開了一場個人獨唱會，演出相當成功，獲得熱烈迴響。惠美不畏痼疾，勇敢在音樂路上圓夢，驚人的意志與毅力，令人讚嘆！

四

惠美個性活潑，喜歡交友。童年時她常揹著弟妹四處去玩，認識許多村中長輩及同伴；也常當起父母的聯絡官，聯絡村中長輩相關事物，無形中培養了社交與應對能力。

我與惠美都讀台中師專，她小我兩屆。那時全校女生都住莊敬苑，惠美常到我寢室；她熱情活潑，擅於交際，一段時間後，便與我班同學混熟了。前陣子我剛參加師專同學會，拿出照片與惠美分享時，她還能說出許多學姐的名字。

每年父親節母親節前，惠美往往最先提議慶祝的方式，包括聚餐地點及禮物，好讓父母親過個快樂的節日。她的病好轉後，每回我到台北，她總熱誠招待，有一次還請我們全家四人到國家戲劇院觀賞京劇；於節目演出前，帶領參觀國家兩廳院，讓我們對藝術殿堂有更多了解。過年時，惠美常為兄弟姊妹及子侄們準備禮物。每當與孩子們聊到二阿姨，她們都說：二阿姨慷慨有禮，待人熱情。

惠美愛好歌唱，也樂於分享。每當家族聚會、歡慶場合，都可聆賞到她美妙的歌聲。她歌唱前，往往會將曲子稍作介紹，讓聽眾更了解；若有人提問有關歌唱技巧，她總盡力指導；也常引領眾人一起歌唱，希望人人能同享音樂的喜樂！

綜觀惠美此生，充滿挑戰與奮鬥！不以家事農務繁忙耽誤功課，善用時間日夜苦讀；不因家境困難放棄學習音樂，擔任家教積極學琴；不畏紅斑狼瘡不自怨自艾，精進音樂一再圓夢。如今她將自己的故事形之於文字，編寫成書，實在難得！她的故事是一帖良藥，有助於病友身心安頓，積極治療；鼓舞大眾不畏逆境，奮勇上進。今逢此書付梓前夕，謹以此文為賀！

大姊　惠珠　寫於台中二〇二一年十一月二十日

（本文作者為國立台東女中退休教師）

二姊與我

二姊，比大姊小近兩歲，十一歲時個頭就比大姊高了；我只比她小一歲半，小她一個年級，可眾人總以為我小她甚多。家裡六兄弟姊妹，長輩都喜歡用前頭三個後頭三個來比評，不僅長輩如此，兄姊們也都是這麼劃分的。

但是這個銜接人啊就是我，真的我只比上一位小一歲半，更明確的說是一歲又五個月。

可是早年大家年歲都講虛歲，我小她一歲半，以虛歲來說，倒是少了兩歲；她比大姊小了近兩歲，虛歲數來，卻只少一歲。所以掐指一算，我比大姊小三歲，我與大姊從未有過爭吵，不只童年如此，五十年來都如此。

可是咱這二姊可就不是了，童年時代，大凡她看不順眼的立馬發言，她都敢頂撞大哥了，怎麼不頂撞大姊呢？哈，阿我是這個不成材的妹妹，當然就被她叮得滿頭包了。

二姊小學六年當了六年班長，三十六次月考都是全班第一，一個班級六十來個學子，她是導師最佳左右手，不僅能處理好老師交辦的事，小六時還能講台上教數學，她能演講朗誦，更能唱歌，還是田徑健將，號稱飛毛腿……如今想來，這小姑娘也太神了。

她頂在前面，我永遠出不了頂頭彩雲，於是縮進陰鬱巷道裡，開始挖掘內巷低矮茅舍，或許正因此，我走了一條與她完全不同的向面。

務農人家，儒家傳統習深，士農工商，讀書人服長衫，能筆能文得鄉梓尊重，最貼近鄉梓的大約就是教書先生了。於是打小阿爹就要咱家姊妹都讀師專去，當時的師專公費，一來可解農家貧脊的經濟狀況；二來將來回鄉教書也是個終身事業。所以教師成了二姊最大的抱望。

當年師專錄取率之低，豈是我輩輕易得之，大姊二姊小妹都考取了，唯我無有，真的，我走了一條完全不同的路徑，但是殊途同歸，最後我們都在教育界，在各個不同階層，她們努力用心，各有所成。我倒是鑾汗顏的，年輕時我還有力道，也有一些家傳的本領，可大環境改變了，我常感力不從心，徒嘆無奈罷了。

前頭說了，二姊小時候是個神姑娘，文武兼備，尤其酷愛音樂，她如何與音樂同生共死，這她書裡自有介紹，看官讀她內文即可得知。其實我也愛音樂，只是童年烙下不好印記，致使我婉謝了音樂來敲門。

童年課餘時間幾乎都在勞動，家裡種菸草，那個年代啊，凡事皆人力所為，大量人力投入定能勝天，這個就是所謂的「人定勝天」。所以打小誰都無特權，誰都得勞動。菸草還種園子裡，眾人就一起在園子裡，管它烈火焰日，大家汗水淋漓，卻依舊彼此嘻笑，管它風吹雨打，咱一起風雨飄搖，同舟共濟，長歌無息。

菸草摘回菸樓來，串菸焙菸收菸整菸剪菸檢菸評菸繳菸，從種子到菸苗，移植到菸株，由淺綠到深碧，由翠綠到珠黃，這些事啊，還真摧折了當年咱們兄弟姊妹的心肝，卻也造就了咱們偉岸的壯志。

勞動人最需要音樂，於是當年工作場合必是歌聲繚繞，音韻縹緲。二姊歌聲之美也是此時被發探到的，大家輪流唱歌，她唱完，讚聲四起，按次序來，接下來便是我也，可我天生節奏感不好，音感差，空有美聲奈何用？

阿爹總說：「阿敏你那個叫做狗聲乞丐喉。」然後我便鎖了音樂的聲門，在工作場合，我開始改以說故事來取代歌唱，至少這裡我出入得所，安理得班，自在自得。於是二姊發展音樂，我習得小說。

教書結婚生子，人生就是這麼一遭路，順順蕩蕩，若不來個困頓折磨又怎叫修行呢？磨難果真到臨，二姊病了，這病真是不輕，成了一輩子的挑戰，命書上說「帶疾延壽」，二姊就是個好例子。

我大學畢業，北上台北工作，那年農曆七月，二姊在榮總，我一下班就搭六〇六公車往榮總跑，高樓病房裡，她指著窗外說：「那兒人家辦喪事呢！」外頭除了疾風嘯窗框，匡噹響之外，就是車水馬龍霓虹爍閃，無有喪家無有哭號，可是二姊卻這麼篤定。

鄰床照顧人，一位先生安慰我說：「沒關係，她現在有幻覺，之前我太太也如此，藥效控制得當就好了。」當時二姊識不得我，似乎她誰都識不得，僅認得姊夫，姊夫下班後也是往醫院跑，當時的姊夫大約是將病房當自家屋子了，幸好有他殷勤照料，二姊病情穩定下來，終於出院了。

然而所有的穩定都只是當下，紅斑狼瘡是免疫系統問題，二姊自己書裡自有詳細介紹，叫人不捨的是她四個月內暈倒十次，多少突發狀況，驚心動魄，救護車疾馳於忙碌糾結車陣中，往往返返……終於遇見名醫……

俗話說：「先生緣，主人福。」謹遵醫囑，安定下來，納病為親，相依共處。

前段童年的回憶寫錄輕而易舉，怎地這後段卻是難能下墨。想起那年將過新春，我與小妹試著新衣，跑到你床前，你半躺臥榻，苦笑道：「好，這樣健健康康的真好。」以前你日夜都彈琴，琴在西廂，我在東房，還能聽見清暢琴音流過前庭，蕩進我的孟浪齋來。

你也喜在前庭吹演橫笛，裊裊笛音緩著稻浪，泠泠送夕陽。我在孟浪齋窗台下，靜靜聆賞，天空飛雲撩撥緋紅霞晚，圓日慢慢滾落，涼風徐來，花蕊合苞，黃月出山，二姊再一曲陽關三疊，昭君和番而去。

你病情嚴重時，鎮日與魔鬼相抗，無止無息的摧折，人間煉獄，難以想像。

老天垂憐，終於穩定下來，又回學校教書，孩子也慢慢長大。某日，你敲電話給你小姑子，說妳間隔八年後又懷孕了，不巧小姑子也懷孕了。你又電話給我，而此時我也剛有了身孕。於是咱們三人相鄰幾個月裡都生下兒子。

初時獲知懷孕，眾人皆慌，醫師也思慮在三，可你歡喜的，果然又逢天心眷顧，孕期十個月，你出奇的健康，孩子平安降世。

娘親獲悉懷孕消息，就請大表姨開始為我倆釀酒，等待臨盆月子補身用。你帶病在身，月子酒不宜多飲，月子坐滿不久，輪到我生小兒，於是你沒喝完的酒全往我這兒送，那個月子我喝得暢快淋漓，那時候真是快樂呀！

之後，又有多少變化，我也不清楚，然而災劫仍是會過去的，這期間你留職停薪去念音樂碩士，做佛教音樂研究。

你用功些，天老爺就讓你的病嚴重些，叨擾你一下，經過一番折騰，化險為夷，你又回到用功本位。

你頭銜太多，我一直沒弄懂其中多少變化，舉凡聲樂、民族歌曲、台灣民謠、客家歌謠、歌仔戲、崑曲……，似乎你都參與了，五十二歲那年，你辦了一場「惠我美聲」感恩音樂會，唱了十數首各式歌曲，觀眾掌聲不斷，於是你為觀眾接連又安可二首。

音樂會在台中舉行，我身在花蓮玉里，中央山脈間隔，不僅路途遙遠，當時我竟也病了大半個月，然而我依舊抱病臨場，那晚會場琴音飄揚，歌聲美幻如夢，偶時嬌俏潑灑，偶時哀怨悲切，偶時慷慨激昂，偶時飛躍如詩，偶時清波蕩漾。二姊說我是她的鐵粉，或許是吧！

二姊向來是前台人物，她與我素來不同，病榻上當就不說了，其他各種場合她絕對隆重以待，高挑身形，再著上高跟鞋，晚禮服出場，娥眉高聳，顏彩光華，牡丹盛容難為添。

我最是素顏，評我短褐穿竭，也不為過。娘見我從不塗胭脂抹朱粉，總是嘆息；阿爹倒是有趣，他老人家總讚嘆我這一身簡樸，可是阿爹也喜歡二姊的一身行頭。

阿爹喜歡聽二姊唱歌，每次家族聚會，二姊總要唱上幾首暖暖場子，小弟也很能唱，他還能吹口哨，吹得有旋有律，小妹也愛唱，有一回大姊還獻舞哪！真是嚇壞一班人馬。唯我與大哥，咱倆那就吟詩吧！大哥吟程顥的「閒來無事不從容，睡覺東窗日已紅」，吟起唱起，詩韻悠遠，古意盎然。我且來朗誦李白將進酒，「君不見黃河之水天上來，奔流到海不復回」，慷慨激昂，卻又滄桑遼闊。

我是從深山野林回來的，大家總是體諒我。

二〇一七年底阿爹仙去，娘成了大家長，大家殷殷勤勤照護著。我們仍然在前庭聚會，第三代也已成人，聚會的話題可以分很多層次進行，可是二姊歌聲暖場，這是絕對少不了的。

妹 惠敏 寫於花蓮二〇一八年六月

（本文作者為國立玉里高中退休國文教師）

我的二姊

「為人仗義，對人熱誠，替人著想，推心置腹；孝順父母，尊師重道，手足情深，性格堅毅。」這就是我對惠美二姊的評語。

二姊自小身高較同齡者高大，國小就被老師發現，並要其加入田徑隊，由於人高馬大，就專攻短跑、跳高、跳遠等項目，每次比賽都名列前茅，可說體育成績優秀。但說也奇怪，我們兄弟姊妹在田裡一起工作的時候，她總是速度最慢的。

兄弟姊妹中最外向的就屬二姊，她從小喜愛社交，五歲時就會背著一歲的我到隔壁家去玩，國中就會幫爸爸到會仔腳家收會錢，而且禮貌很週到，廣受長輩們的喜愛。至今，二姊雖然身帶痼疾，但仍樂觀陽光的經常聯絡各時期的同學、朋友、師長，一有空就去聽音樂會、看展覽、上佛寺禮敬諸佛或做義工，相當有活力。

從小我與姊妹們一起從事農田勞務時，多會輪流唱歌來排遣身體的疲勞，二姊會的歌曲數量總是最多，總是唱得最動聽，因為她自幼喜愛歌唱，無論是學校教的，收音機聽的，電視看的，她都會記起來並反覆練習。而且自從某一年有親戚將不要的留聲機給了我們家之後，二姊就偷偷將壓歲錢及打工掙來的錢累積起來，去買當時流行樂壇的黑膠唱片專輯。我也在她的薰陶之下，學會了許多老歌，現在爸爸在看電視老歌節目時，我跟著唱，二姊就問這麼老的歌你怎麼也會，其實我都是向她偷學來的。

家中最會撿寶的人也是二姊。她有收集小玩意兒的愛好，記得我國小時還看過她收藏小時候玩過的洋娃娃及衣服呢！未出嫁前，家中她所屬的書桌、書櫃裡，都塞滿了她收藏的各式各樣寶貝。後來成家後，她住過的窩也都會被許許多多的物品佔滿空間，這是她念舊又重情的個性使然，我想在她百年身後定可留下許多文化資產。以前我都笑她愛撿寶，但自從我在文化部文資局任職後，我就不再笑她了，因為我還要向她學習如何愛護文化資產呢！

由於二姊自小成績都保持第一名，小學時老師每次請假就要她擔任小老師，她都能代課將數學、國語等課程向同學們講授，真是厲害。她更厲害的是記憶力一流，親朋好友的名字、生日、電話等都能牢記，到目前仍然寶刀未老。在讀書方面二姊展現了很強的理解、推演、記憶能力，所以國中三年也都名列前茅，高中聯考當然連中三元—省女中、臺中師專、臺中商專，由於家境因素便選擇公費的師專就讀。

二姊對音樂情有獨鍾，讀師專後便選讀音樂組，她認真練琴，但是學校琴房僧多粥少。只好轉而求助爸爸，終於哭來了一架當時五萬四千元的河合鋼琴。這是爸爸借錢去買的，二姊當然很努力的練習，每當周末放假回家，總是不間斷的練習，就這樣學有所成，笑逐顏開。二姊對爸爸買鋼琴一事至今仍感念不已；現在，這架鋼琴已傳承給她的姪女—我的二女兒。

二姊師專畢業後，分發在苗栗教書，後來又調回台中任教，她不辭奔波勞苦，又要努力兼家教教鋼琴，以及拜師學聲樂。那個時候我讀台北工專，假日回來與她聊天，她說頭髮一直掉，會一直冒汗和發抖；她就是從那時候開始過勞以致身體免疫系統埋下病因的。婚後她更忙碌，要教書、照顧小孩、學鋼琴、練聲樂、教鋼琴，每週苗栗—台中來回跑，不久之後就接到二姊病發住院的消息，說是紅斑狼瘡，也就是先天性免疫不足症候群。這個病真是苦了她，初期是全身性的紅斑，還會潰爛，後來感冒引發肺炎，自我抗體還侵犯腦神經，變成語無倫次，住院治療吃美國仙丹—類固醇才解救回來，出院後多次走在路上昏倒、癲癇，反覆進出病院。幸好有姊夫細心的照顧與扶持，也仰賴佛菩薩信仰加持，及學習氣功的幫助，終於挺了過來，撐到了退休年齡，希望能有較多的心力及較輕鬆的心情來療養病體。

二姊和她的宿疾奮鬥過程實在相當艱辛，她也從中體悟很多人生道理，其實就是要與這個宿疾和平共處。雖然二姊有很多理想因這個痼疾而難以繼續追求，例如博士學位、成為名歌唱家等等，但是每次生命的危機都給她很多啟發與感悟，智慧也從中增長，生命因而更為豁達開朗，現在我們手足中就屬她最懂得消費，貢獻國家經濟成長率了。

二姊的故事是一部生命的重生與進階的歷程，也可說是痼疾造就她比一般人提早覺醒了。現在二姊的病體雖弱，但控制得很好，數數已超過三十個年頭，看到很多病友撐不了這麼久已離去，還有很多在病中煎熬的，於是二姊想要將她與紅斑狼瘡從抗衡到和平相處的心路歷程，寫成故事來鼓勵尚在疾病中掙扎及奮戰的病友們。我相信這故事一定可以感動許多人，成為病友學習的楷模，幫助病友們獲得精神的支柱及實質的經驗傳承，有助於他們早日與病痛和平相處。

弟 炳耀 寫於台中大里二〇一六年十一月六日
（本文作者任職於文化部文化資產局）

我家二姊

二姊大我整整七歲，雖然我沒有記憶，但我絕對相信，當我還是個小 baby 時，肯定受她照顧許多，從以下這個事件即可窺知一二：據二姊親口敘述，我滿周歲那天，她背著我跳過我家門前的那條水溝，她真的跳過去了，但我卻掉進水溝裡了……

二姊個性鮮明、成績優異

我很幸福，有三個姊姊，小時候，我們在家都說閩南話，我稱大姊「阿姊」，稱二姊「姊姊」，調皮的我依理類推，很想稱三姊「姊姊姊」，但三姊對我而言一直沒有為姊的威嚴，所以我都直呼其名「阿敏」。不同於大姊的溫順和三姊的不拘小節，我的二姊個頭高，皮膚黝黑，從小就是個體育健將，生性熱情、大方、能幹，但做起事來又特別仔細，動作也特別慢，記憶中有許多她被家人催趕的緊迫畫面。

據說，二姊國小六年每次月考都是全班第一名，當了六年班長，經常在老師缺席時，當起小老師，站上講台教課，還體罰班上不乖的同學，大家都對她敬畏三分。國中三年，功課也是名列前茅，與班上最優秀的幾個同學競爭激烈。我記得，她經常夜讀至深夜，班上男同學曾經在半夜十二點騎腳踏車到「西湖路」上，從遠處看見我二姊的房間尚未熄燈，決定回家繼續讀書，跟我家二姊拚了！

二姊深愛音樂

二姊天生愛唱歌，聲音甜美，歌聲動人，對我而言，「農家樂」只是非農家人對農家的一種浪漫想像，殊不知我們的辛勞與痛苦。但每當我們被困在忙碌吃重的農務中，二姊的歌聲猶如荒漠甘泉，滋潤我們的心靈，情緒瞬間由苦轉樂，也才能短暫體會「農家樂」的意境。印象中，才國中三年級的二姊用壓歲錢買了楊燕的黑膠唱片，學會了裡面的每一首歌—〈王昭君〉、〈路邊的野花不要採〉、〈不要再提起〉…等等，尤其是那〈王昭君〉一曲，才十五歲的二姊唱得竟是聲情並茂、蕩氣迴腸、餘音繞樑，教人聽得如癡如醉，接下來那年春天的整菸工作，也因此增添了許多樂趣與美感，頗有〈農家樂〉之覺。

民國六十八年二月，我小五，爸爸終於給二姊買了一部河合鋼琴，當年那可是天大的一筆開銷啊！聽著二姊彈琴，我好生羨慕，直說想學，爸爸也鼓勵，二姊自然就成了我的鋼琴啟蒙老師。一開始的曲目很簡單，我也學得很快，二姊還誇我感情表現得很好，可是兩個月後，就有點小挑戰了，沒耐性又怕難的我，可想而知當然是放棄了。

二姊練琴和練唱的認真程度，絕非常人能想像，她毅力過人，扣除睡覺和吃飯的時間，二姊可以整天練琴和練唱，她深信：要真正發揮天賦，不能只仗著一點小天分，一定要下苦功，要精益求精，要永遠對自己有更高的期待。我從小見她如此，心中很是佩服，卻未受其感染，想來著實可惜。

二姊喜歡帶我出門

記憶中，二姊一有機會就想往外跑，她喜歡帶我出門，我也挺愛當跟屁蟲。記得我小一那年的大年初一，我跟著家人一起到霧峰萬佛寺拜拜，對小小年紀的我而言，那條裝飾在石階扶手上的巨龍，看起來栩栩如生、巨大無比、威猛至極，我愣在那裡，嚇得差點哭出來，完全不敢爬上階梯。兄姊們牽著我的手，叫我別怕，說那是假的，可我還是害怕，最後身形比較強壯的二姊只好背著我爬上去。

我念小學時，二姊有空時經常騎著腳踏車載我到霧峰逛逛，她最喜歡教育廳、霧峰國小、省議會那附近的環境，那兒大樹林立，枝葉隨風搖曳，百花齊放，又出入者多為公務人員，氣質顯得較為優雅。二姊每次到了那裡，就會開心地跟我分享她喜悅的情緒，以及她對未來的夢想。

二姊念師專的時候，有一次帶我參加她的同學聚會，說好要去爬山的，我滿心期待，因為我還沒爬過山，對爬山充滿嚮往。我也不記得那天去了哪兒？只記得我們一直走在大馬路上，我終於耐不住的嘟囔著：「不是說要去爬山嗎？」二姊和她的同學們說：「我們這不正在爬山嗎？你沒看到我們一直在爬坡呀！」可是我期待的是像攀岩那樣，在矗立的山坡上徒手攀爬，說得眾姊姊們啼笑皆非。

讓我驕傲的二姊

民國七十二年，我進入國四重考班，每天一大早六點就去追公車，當時的公車班次有限，搭車上學的學生又多，經常像擠沙丁魚一樣難受且危險。當時二姊在大肚山上教書，平常週間都住在學校附近租的房子，周末才回家。記得有一個周一上午，她準備回學校上班，便和我一同等公車，平常我一個人孤零零的，那天有她作伴，我等公車的時候特別喜悅，而且她在站牌下談笑風生，對過而不停的公車指指點點，對即將到站的公車大聲歡呼，比起其他背著書包的靜默高中生，有她在我身旁，我突然覺得我有「靠山」，特別有安全感，特別驕傲。現在想起當時那種心態，不覺莞爾。

重考後，我跟隨大姊、二姊的腳步，也進了台中師專就讀，當時二姊也剛好在中師附小教書，為了班際合唱比賽，我特別拜託二姊到學校來指導我們班級練唱。當年二姊二十四歲，正值花樣年華，又會打扮，她一出現在我們班練唱的教室，全班同學張大眼睛，竊竊私語：「學姐好漂亮啊！」我心中竊喜著，接著二姊開始指導我們練唱，其大將之風，著實教同學們羨慕我有一個這樣的姊姊，想當然爾，我內心可驕傲的呢！

二姊從小就有許多豐功偉業，有些我來不及見證，只能聽兄姊們分享，但我確知她拿過許多歌唱比賽相關獎項，我雖無法一一列舉，但對於二姊在歌唱比賽上屢獲優異成績，我還是沾沾自喜，並樂於向人炫耀。

二姊喜歡花錢買心情

二姊生性大方，也是愛買一族，見到好東西、新東西，購買慾望就自然升起，她特別愛送家人禮物，每遇家族聚會，定是給每個家人帶來禮物，從父親、母親、兄弟姊妹，到姪兒與外甥，個個周到，絕無漏網之魚，用心程度，叫人佩服。雖然二姊不是特別富裕，但非常慷慨，她經常購買餐券，邀請兄弟姊妹一起吃飯，共同享用她買的餐券。

從年輕時候，就很捨得花錢看各種表演藝術，舉凡東西方各種樂團演奏會、歌劇、戲曲、說唱藝術、舞蹈、舞台劇、音樂劇⋯⋯，每個月拜訪國家兩廳院數次，至今還珍存所有的節目冊，三十幾年下來，應該有一千多場次了吧！想當然爾，一定所費不眥。但正如她所言，這些錢花得絕對值得，因為它們換來的是無價的喜悅與感動，是心靈的盛宴！

遇見客家庄白馬王子

民國七十一年，誰也沒料到，二姊師專畢業後，竟分發到苗栗縣一個偏遠的客家庄去任教，更萬萬想不到的是，二姊在那兒還能遇見等候她到來的白馬王子—我的二姊夫。那是個極小的學校，校園裡就他們兩個年輕人，二姊夫一表人才又多才多藝，對二姊更是一見鍾情，很快就打動二姊的芳心。姊夫家裡開店做點小買賣，二姊外向的個性自是主動幫忙招呼客人，甚至很快地就學了一口流利的客語，教老人家開心不已，著實是「有緣千里來相會」的最佳寫照。

因為愛情，讓二姊人在異鄉不僅不孤獨，甚至有了幸福；但對未來充滿憧憬的她，怎麼也不願意就此留在這個小地方落地生根，她鼓勵姊夫考高普考、繼續進修，她自己也計畫調動，方便未來繼續進修深造，成就她的音樂夢。就這樣，短短一年，二姊調回台中任教，姊夫也開始投入高普考準備，雖分隔兩地，感情並未生變，終成眷屬。

病魔成了二姊生命中最珍貴的禮物

婚後，二姊與姊夫分居兩地，隔年產下長子天瑋，交由苗栗的婆婆照顧，二姊繼續堅持奮鬥不懈的人生模式，但是，二姊終於耐不住多年來的操勞，在長年好勝、性急、忙碌、高壓的情況下，身體逐漸累積不滿與怨懟，免疫系統終於崩壞，轉為最難治療的疾病之一——紅斑性狼瘡。當我們聽見這個恐怖的病名，面對二姊病弱的身軀，擔心不已，憂心忡忡，不知如何是好？看著二姊幾次在鬼門關來回，家人無不心疼，但卻愛莫能助。我知道，才二十六歲的二姊，看著她未滿周歲的小兒、深愛她的老公，以及為她不捨的每一個親愛家人，她一定要活下去，再苦她都不願屈服於病魔。

自發病後不久，二姊皈依佛門，虔誠信仰，長年茹素，每天定時早晚課，經常參加法會，發心供養，慈悲喜捨，精神可嘉，更研讀佛經，心性修練，智慧增長。她還拿出一貫的認真態度，在固定的藥物控制之外，每天勤於練功，養精練氣，退休後經常隨團到溪頭健行，尤其不忘唱歌，現在她對身體保健頗有心得，反而成了我們全家人的保健典範。

回頭想想，二姊抗病的過程真是一個奇蹟，無怪乎她很想跟病友分享她的歷程，更希望健康的人也要懂得保健之道。這場病換來的是她的人生智慧，是身體力行的見證，是細胞再生的事實，當然更是她生命中最珍貴的禮物。

圓夢演唱會

自年輕時候，二姊就有一個夢想，希望有機會辦一場個人演唱會，為了學聲樂，二姊長年來投注大筆金錢，找到最專業的聲樂家來指導。五十歲退休後，她積極準備，希望圓了這個夢，終於在二〇二年母親節後，二姊實現了這個夢想，我有幸擔任這場演唱會的導聆人，在二姊演唱的過程中，穿插介紹每個曲目的背景、精神與特色，姊妹合作順暢，博得眾人掌聲。看著二姊在舞台上大放異彩，用美妙深情的歌聲感動台下每一位聽眾的心靈，完成了她多年來的心願，我內心的激動與驕傲，至今回想起來依然悸動不已！

給二姊最美的祝福

親愛的二姊，我知道繼圓夢演唱會之後，您又發願要將您的抗病歷程著書與病友分享，現在，您做到了，恭喜您，真的很為您開心，並再次與有榮焉！但我還知道，在您心裡，一定又正醞釀著下一個夢想，那個夢想一定又帶著愛與光，讓這世界更溫暖，深深祝福您——夢想成真！

小妹 楚欣 寫於台中二〇一六年十一月廿三日
（本文作者為朝陽科技大學幼兒保育系副教授）

我的媽媽咪呀她要出書了

觀看五年級的共同記憶

在準備寫觀後感時我想到，小時候時常會遇上的老套作文題目：〈我的母親〉。這次，終於輪到我媽親自現身說法，向大家自我介紹。想當初我媽提到計畫要寫書出版，大家都驚呆了！沒想到她還真的一副煞有其事的樣子，每日窩在興大圖書館振筆疾書，為時超過五年終於預計在今年出版。

老媽自傳的出版不得不說，是勇氣十足的舉動（是否有勇無謀則尚未得知）：其一，出版業的近況自不待言，有太多視聽娛樂取代傳統式的閱讀需求，母親竟然要在出版寒冬下，出版一本市場需求也許不大的書籍；其二，是母親在寫作上的業餘身分，我將在下文仔細說明；其三，更在於她的健康狀況，讓我們時常擔心她羸弱的身體是否撐得住長時間寫作的負荷？所幸她很順利的完成一切，也讓我十分佩服，她在五十好幾的年紀才正要開啟她人生的第二春。

母親的自傳故事，敘述她自小以來的成長經歷，另外主要加上對兄弟姊妹以及戀愛故事的組成，建構出一個時代中，一個農村家庭的庶民記憶，後期則著力於紅斑性狼瘡的病史書寫，試圖以自身經驗為其他同樣深受該症所苦的患者提供支持的力量。

事實上，自傳性的寫作十分危險，時常流於流水帳似的書寫，對於不明就裡者而言經常抓不住重點，我母親也無法例外；加上要從記憶碎片中逐一打撈，拼成一條完美無缺的路線圖，其實十分困難（尤其中老年人記憶力大不如前）。在閱讀校正母親的故事時，我有時會發現一些因為記憶上的跳接，進而造成邏輯不通的段落，或者一再重複的事實。雖然一開始對我而言非常不耐煩，但在反覆咀嚼閱讀下，我發現那正是作為我母親，她所書寫存在的有趣之處。而故事中存在的各種名詞、描述，也都能作為在當時大環境下的一種註解，或可作為歷史大洪流下，所沖刷掉的細節的各種保存，其實十分難能可貴。這一種所謂「賣回憶」的故事，我想正是讓我輩著迷其中的緣故；而正是因為這樣的世代差異，讓我對於書中情節的一些描述更加有感覺：比方說父親在大眾書局等待母親家教結束一幕，對於時序感的掌握，我竟然更能體會到父親當時，一邊閱讀一邊分心著留意心上人的到來，那樣的感受（我甚至還試圖查詢大眾書局當時在台中人的地位）。

下筆至此，我想說的是，出於我母親寫作上的業餘身分，她的書寫無可避免地存在一定程度的瑕疵；然而，正由於她作為業餘寫作者的身分，因此謙卑也嘗試著將所有當代的記憶都鉅細靡遺地記下：作為一位五年級的台中人，你也許會對於一○○路公車十分有感；而如果出身於一農村家庭，你可能會被時時囑咐叮嚀著要努力考上台中師專。或者更重要的是，如果您也是一位紅斑性狼瘡患者，可能也能對書中提到的各種無助與苦痛感同身受，也希望您能從中得到支持下去的力量。我們或能從她的身分：一位出身於農村家庭的台中人，畢業於師專的紅斑性狼瘡的平凡母親文稿的樸實書寫中，找到作為當代社會小人物的一種縮影的參照。

最後，感謝大阿姨為母親文稿校正，也感謝元亨書院給予出版，還有感謝所有家人對於母親身心上的支持。也希望這樣的故事能開啟拋磚引玉的效果，讓更多人開始他們的當代書寫。即使有勇無謀，也比遲遲不展開行動好上千倍。最後的最後，感謝媽咪作為職業婦女，在工作之餘為家庭所作的各種犧牲奉獻，我愛您！

小兒 天琳 寫於新北二○二一年十一月

吞了30000顆仙丹的女人
一個紅斑性狼瘡患者的生命故事

國家圖書館出版品預行編目(CIP)資料

吞了30000顆仙丹的女人 ~一個紅斑性狼瘡患者的生命故事/林惠美著.--初版.—臺中市
元亨書院,2021.12
252面； 14.8x20.8公分
ISBN 978-986-91282-2-3(平裝)

1.紅斑性狼瘡 2.病人 3.通俗作品

415.6951　　110021142

作者／林惠美
總編輯／巫子晴
封面設計／李雅琴
文字校對／林惠珠、楊淑娟
排版／巫子晴
發行單位／元亨書院
地址／台中市南區國光路216-7號1樓
電話／〇四二二八五九四五〇
網址／http://www.yuanheng.tw/
承印／威網科技有限公司
電話／〇二二七四二二七八六
初版一刷／二〇二一年十二月
定價／三五〇元
ISBN／978-986-91282-2-3